Nichtrauchen macht nicht dick!

Peter Bußjäger & Özgen Senol

Nichtrauchen macht nicht dick!

Und Rauchen macht nicht schlank!

Rauchen aufhören ohne Gewichtsveränderung.

So geht's!

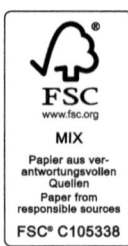

Impressum:

Bibliografische Information der Deutschen Nationalbibliothek: Die Deutsche Nationalbibliothek verzeichnet diese Publikation in der Deutschen Nationalbibliografie; detaillierte bibliografische Daten sind im Internet über www.dnbdn-b.de abrufbar.

© Text: Özgen Senol & Peter Bußjäger; Grafik: Irina Hutzler

Herstellung und Verlag:
BoD – Books on Demand, Norderstedt

ISBN: 9783743173491

Obwohl aus Gründen der Lesbarkeit im Text die jeweils männliche Form gewählt wurde, beziehen sich die Inhalte auf Angehörige aller Geschlechter.

Inhaltsverzeichnis

Vorwort der Autoren 7
Özgen, Peter, SGIB, YACK und FUMITO 10
Die inneren Stimmen der Raucher 12
Nichtrauchen macht dick? 17
    Wissenschaft: Information oder Spekulation? 17
    Die Fakten 19
Warum rauchen Raucher überhaupt? 24
    Was Raucher sagen 24
    Was die Tabakindustrie sagt 25
Wie funktioniert Nikotin? 28
Die psychologischen Fallen 33
    Falsche Verknüpfungen 33
    Manipulationen 40
Was passiert beim Rauchen? Und was ändert sich, wenn Sie damit aufhören? 44
Warum und wie viel Kalorien der Raucher mehr verbrauchen muss als der Nichtraucher 49
Hunger und Gier – Verwechslungsgefahr! 53

Also nochmal: Werden wir dick, wenn wir nicht mehr rauchen?......57

Wohin mit den Raucherkalorien?......59

Die beiden Stellschrauben für den Energiehaushalt.....60

Energieerhaltung......61

Unsere Musterperson......63

Tipps, um mehr kcal zu verbrennen durch Aktivitäten..63

Tipps, um kcal zu sparen durch Nahrungswahl......65

Tipps, um 200 kcal zu verbrennen......67

Tipps, um 200 kcal zu sparen......72

Tipps, was Sie in 30 Minuten alles tun können......75

Noch ein paar allgemeine Tipps......78

Machen Sie einen Plan und packen Sie es an!......81

Schlusswort der Autoren......85

Anhänge......90

Unsere weiteren Medien:......90

Die Website: www.fumito.de......90

In eigener Sache......92

Hinweise......93

Die Autoren......95

Vorwort der Autoren

Das Verhältnis zwischen Raucherinnen und ihren Zigaretten ist schon immer ein klein wenig inniger als das zwischen Rauchern und ihrer Droge. „Schon immer" bedeutet: seit etwa 1930, denn vorher hat kaum eine Frau geraucht. Es war kein Zufall, dass sich das änderte. Das beginnende 20. Jahrhundert war die Zeit, in der die Psychologie als Werkzeug zur Beeinflussung großer Menschenmengen systematisch entwickelt wurde. Politische Parteien machten sich das neue Wissen zunutze, genauso wie Unternehmen.

Eines der Meisterstücke psychologischer Manipulation war die Kampagne, mit der Frauen an die Zigarette gelockt wurden. Die wichtigsten Botschaften darin waren: *Rauchen ist ein Zeichen der Emanzipation*, *Rauchen desinfiziert den Mund nach dem Essen* und *Rauchen macht schlank*. Damit wurde Rauchen im Bezug auf Frauen noch stärker überhöht als im Bezug auf Männer. Hartnäckig wie keine andere Falschinformation rund um das Rauchen hält sich der Aberglaube, Rauchen mache schlank. Inzwischen glauben es auch die männlichen Raucher. Damit räumen wir hier auf!

Als wir vor über zehn Jahren begannen, uns mit Tabak, Nikotin, Sucht und wie man davon loskommt zu beschäftigen, wurde uns sehr bald klar, dass wissenschaftliche Literatur nur sehr begrenzt Vertrauen verdient. Wir haben Hunderte Bücher und Aufsätze gelesen und die darin aufgestellten Behauptungen bis zu den meist auf Englisch verfassten Originaltexten zurückverfolgt. Es gibt massenhaft unseriöse, von der Tabakwirtschaft finanzierte Studien, die methodisch einwandfrei sind, andererseits gibt es seriöse Studien, die von falschen Annahmen ausgehen oder nicht nachvollziehbare Behauptungen aufstellen. Diese Behauptungen, Halbwahrheiten und Lügen rutschen leider gelegentlich auch in Veröffentlichungen der in Deutschland am höchsten anerkannten Autoritäten: der DHS (Deutsche Hauptstelle für Suchtfragen), wenn es um Tabak geht und der DGE (Deutsche Gesellschaft für Ernährung), welche für das Spezialthema dieses Buches wichtig sind. Die meiste Arbeitszeit verbringen wir damit, diese unbrauchbaren von brauchbaren Informationen zu unterscheiden. Das ist ein immenser Aufwand!

Andeutungen über Zusammenhänge zwischen Rauchen und Gewicht finden sich auch in den Werken vieler Nichtraucher-Gurus. Oft halten weder die Erklärungen einem kritischen Blick stand noch die beigefügten Ernährungstipps. Da wir uns zu den Nichtraucher-Gurus zählen, aber uns nicht plötzlich für Ernährungsexperten halten – und auch nicht so tun wollen, als ob wir welche wären – werden wir im Bezug auf Ernährung nur auf die grundlegendsten Fakten zurückgreifen.

Für unser Hauptthema, das endgültige Aufhören mit dem Rauchen, stellt der Gewichts- und Ernährungsaspekt einen wichtigen Nebenschauplatz dar. Aber eben nur einen *Neben*schauplatz. Aus diesem Grund sehen wir dafür in unserem Standardprogramm nicht so viel Raum vor, wie wir es hier tun. Einige Gedanken aus dem Hauptprogramm wiederholen wir hier, weil sie für das Verständnis der Zusammenhänge wichtig sind.

In den Text haben wir einige Erfahrungsberichte aufgenommen. Einige sind allgemein gehalten, manche gehen speziell auf das Thema Rauchen und Ernährung ein.

Viel Spaß beim Lesen wünschen
Peter Bußjäger und Özgen Senol

Özgen, Peter, SGIB, YACK und FUMITO

Hinter der Marke FUMITO stehen Peter Bußjäger und Özgen Senol, die beiden Herren auf dem Buchumschlag. Im Jahr 2007 haben wir die Marke FUMITO erfunden. Das ist ein kleines Wortspiel mit italienischen Vokabeln: fumare + finito = fumito. FUMITO ist eine raucherfreundliche Methode, das Rauchen aufzuhören.

Bei FUMITO geht es darum, das Rauchen an sich zu verstehen. Dabei helfen SGIB und YACK, so heißen unsere beiden imaginären Assistenten. SGIB steht für die innere Stimme der Vernunft, die sich jedoch gegen YACK, die innere Raucherstimme, nicht durchsetzen kann. Von inneren Stimmen sprach schon Johann Wolfgang von Goethe, als er „zwei Seelen" in die Brust seines tragischen Helden Faust hineindichtete. Harry Haller, der „Steppenwolf", klagt im Roman von Hermann Hesse bereits über 100 Seelen, die seine Brust strapazieren. Aus der modernen Psychologie erfahren wir schließlich, dass es nicht zwei oder 100, sondern je nach Situation mehr oder weniger „innere Stimmen" sind, die sich zu bestimmten Fragen melden. Beim Rauchen sind es eben zwei Stimmen. Denen haben wir Namen und Gestalt gegeben. Die eine, den SGIB, hat jeder Mensch, ob Raucher oder nicht, den YACK haben *nur* Raucher. Schauen wir doch einmal, wie es zwischen den beiden zugeht …

SGIB

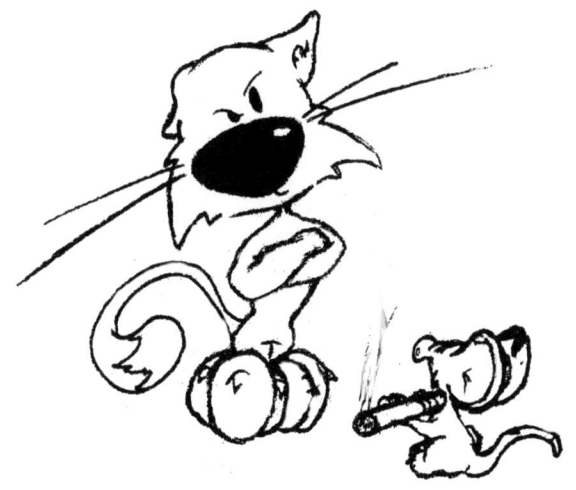

YACK

Die inneren Stimmen der Raucher

SGIB zu seinem Besitzer:
>Du solltest das Rauchen aufhören!

YACK zu seinem Besitzer:
>Zigaretten sind ein Genuss.

SGIB:
>Die Raucherei kostet dich ein Vermögen.

YACK:
>Man muss sich auch mal etwas gönnen!

SGIB:
>Du bist nicht gerade das beste Vorbild, wenn du vor deinen Kindern rauchst!

YACK:
>Jeder kann selbst entscheiden, ob er rauchen will oder nicht!

... so geht es endlos weiter, bis ...

SGIB:
>**Du solltest das Rauchen aufhören!**

YACK:
>**Dann wirst du dick und fett!**

Das ist zermürbend. YACK hat *immer* einen Spruch auf Lager, mit dem er SGIB am Ende aushebelt. SGIB könnte nur gewinnen, wenn er verstehen würde, wie YACK tickt. Aber auch, wenn er an dieser Stelle (noch) nicht besonders hilfreich ist, so ist er doch immer ein Freund seines Besitzers.

Die innere **Stimme der Vernunft, SGIB**, haben Raucher wie Nichtraucher. Nur ist sie bei den Rauchern beeinträchtigt, weil sie von YACK bekämpft wird. Wenn sich SGIB nicht mehr ganz sicher ist, was er denken soll, dann stellt er sich tot oder er flüchtet. Trotzdem meint er es immer gut mit seinem Besitzer. Er will *jederzeit*, dass es ihm gut geht. Wenn er einmal etwas registriert hat, was *dem* gut getan hat, dann merkt er sich das auf alle Zeit.

SGIB ist der lebenslange Begleiter seines Besitzers. Leider kann er leicht beeinflusst und verunsichert werden. Wenn er es nur oft genug hört, dann verinnerlicht er Redensarten wie „zuerst die Arbeit, dann das Vergnügen". Jetzt lernt er, dass Arbeit und Vergnügen nicht zusammengehören. Oder: „Gewohnheiten sind schwer zu ändern". Das glaubt er dann auch, obwohl es ihm keinerlei Mühe bereiten würde, einen Sportwagen zu fahren, bei dem das Zündschloss auf der anderen Seite des Lenkrads wäre. Einmal gefunden und wir haben eine neue Gewohnheit. Das ist in diesem Beispiel belanglos, aber in anderen Fällen können solche Glaubenssätze problematisch werden. Und sie entstehen nicht nur im kleinen SGIB, auch im Großen passiert das! Zum Beispiel, wenn YACK sagt: „Du wirst dick und fett, wenn du mit dem Rauchen aufhörst!" Dann hat er Angst, dass es tatsächlich so kommen könnte und macht lieber einmal nichts (stellt sich tot), bevor etwas schief geht. Die Halbwahrheiten und Hirngespinste, die YACK ihm eintrichtert, führen am Ende dazu, dass der Raucher vor dem Aufhören mehr Angst hat als vor dem Rauchen. Das ist paradox, denn er weiß, es wäre nicht das Nichtrauchen, das ihn in die Krebsklinik bringen würde, sondern sehr wahrscheinlich das Rauchen. Statt sich vor schlimmen Krankheiten zu fürchten, haben Raucher Angst, mit dem Aufhören zu scheitern und dass die Sehnsucht nach Zigaretten niemals verschwinden könnte.

Warum kommt SGIB eigentlich nicht auf die Idee, dass sein Besitzer *abnehmen* könnte, wenn er das Rauchen aufhört? Im nächsten Kapitel sehen Sie, dass er mit dem gleichen Recht annehmen könnte, dass jemand Gewicht verliert, sobald er mit dem Rauchen aufhört. Das kommt ebenso vor wie das Gegenteil! SGIB ist aber erst einmal skeptisch und kritisch, wenn jemand etwas behauptet, das er noch nie gehört hat. Das ist auch gut so, sonst könnte ja jeder daherkommen und wer weiß was erzählen. Sie werden daher skeptisch und kritisch sein, wenn Sie dieses Buch lesen. Das dürfen Sie und das sollen Sie, aber bleiben Sie dabei bitte offen für neue Gedanken. Zum Beispiel für den, dass Sie auf keinen Fall *per se* dick werden, wenn Sie nicht mehr rauchen und auch auf keinen Fall *per se* schlank, wenn Sie rauchen. Die Angst vor Ersterem ist so unbegründet wie die Hoffnung auf Letzteres.

SGIB hat Angst, er könnte dick werden ...

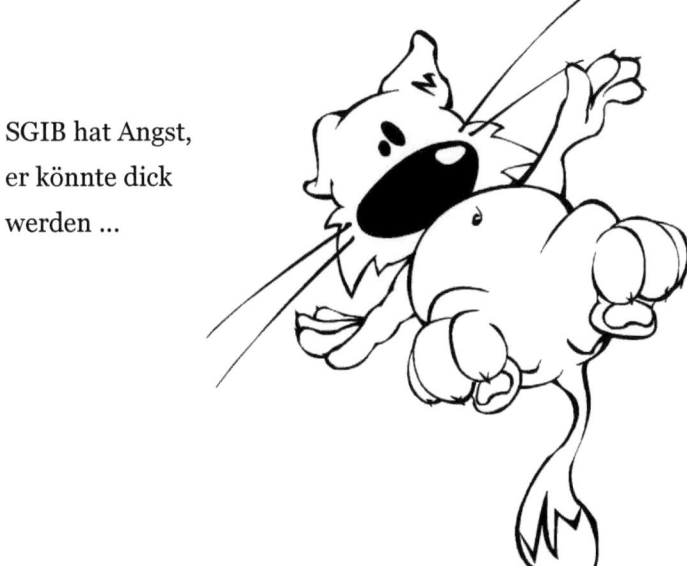

+ + + Erfahrungsbericht + + +

Özgen Senol:
Ich hatte überhaupt keine Angst, Gewicht zuzulegen, weil ich mich über das Thema Rauchen und Gewicht vorher informiert habe. Ich habe beim Aufhören mit dem Rauchen vier Kilo abgenommen.

+ + + Erfahrungsbericht + + +

Peter Bußjäger:
Dass das Rauchen einen Zusammenhang mit dem Kalorienhaushalt hat, wusste ich nicht, als ich meine letzte Zigarette rauchte. Plötzlich fand ich Gefallen an Buttercremetorten und entdeckte auch andere Süßspeisen. Wie es kommen musste, wog ich drei Monate später 10 Kilo mehr. Da kaufte ich ein Paar Laufschuhe und begann mit leichtem Dauerlauf. Diäten mache ich keine, weil ich grundsätzlich auf nichts Lust habe, bei dem ich verzichten soll. Mit meinem Gewicht bin ich zufrieden, die 10 Kilo sind längst wieder weg.

Nichtrauchen macht dick?

Wissenschaft: Information oder Spekulation?

Die Deutsche Gesellschaft für Ernährung e.V. in Bonn könnte es wissen: Führt ein Rauchstopp zu einer Gewichtszunahme oder nicht? In der Tat findet sich ein ausführlicher Artikel auf der Website der DGE über „Rauchen und Körpergewicht"[1]. Einen eigenen Unterabschnitt gibt es darin über die „Ursachen der Gewichtszunahme nach Tabakentwöhnung", wobei die Aussagen „Nikotin verursacht einen Mehrverbrauch an Energie" sowie „Nikotin dämpft den Appetit" hervorgehoben sind. Da fanden wir es doch sehr überraschend, dass in den Quellen, die zu diesen Aussagen angegeben sind, keine Rede davon ist. Vielmehr heißt es dort, *Rauchen* (nicht Nikotin!) verursache einen Mehrverbrauch an Energie[2], und über die Funktionsweise, wie Nikotin angeblich den Appetit zügele, wisse man überhaupt nichts[3].

1 http://www.dge.de/wissenschaft/stellungnahmen/fachinformationen/rauchen-und-koerpergewicht/, 30.01.2015
2 Angela Hofstetter, Yves Schutz, Eric Jéquier, John Wahren: Increased 24-hour energy expenditure in cigarette smokers. N Engl J Med 1986; 314
3 Jo, Talmage, Role: Nicotinic Receptor-Mediated Effects on Appetite and Food Intake. J Neurobiol 2002; 53: 618-632. Im zweiten Abschnitt der Zusammenfassung dieser relativ jungen Studie räumen die Autoren das ein.

Vermutlich haben Sie solche Aussagen schon irgendwo gelesen: Nikotin rege den Stoffwechsel an und dämpfe den Appetit. Vermutlich haben Sie aber von den Aufsätzen, die diese Aussagen belegen sollen, jedoch etwas völlig anderes sagen, noch nie etwas gehört. Kann es sein, dass die DGE e.V. an dieser Stelle schlampig gearbeitet hat? Wir meinen schon! Man kann nicht so tun, als ob Gewichtszunahme nach einem Rauchstopp der Normalfall wäre. Den gibt es nämlich nicht, wie Sie gleich sehen werden. Ebensolcher Unsinn ist die Aussage, Nikotin rege den Stoffwechsel an, wenn die Quelle sagt, es sei das „Rauchen". Beim Rauchen wirken außer Nikotin noch über 4.800 andere Substanzen. Warum soll es dann ausgerechnet das Nikotin sein, das den Stoffwechsel anregt? Sie werden noch sehen, welche Substanz mit dem „angeregten" Stoffwechsel in Verbindung steht und warum.

Wir dürfen also zur Kenntnis nehmen, dass die Aussagen, Nikotin rege den Stoffwechsel an und zügele den Appetit, reine Spekulation sind. Oder nehmen wir einmal an, Nikotin wäre tatsächlich ein Schlankmacher. Wie erklären wir uns dann, dass es auch dicke, übergewichtige Raucher gibt, obwohl sie ja ständig bis unter die Schädeldecke mit Nikotin voll sind?

Die Fakten

Vielleicht weiß man es in England besser. Im Juli 2012 veröffentlichte das BMJ (British Medical Journal) eine Studie über die durchschnittliche Gewichtsveränderung von Rauchern zwölf Monate nach einem Rauchstopp[4]. Danach nahmen 37 % weniger als fünf Kilo, 34 % zwischen fünf und zehn Kilo und 13 % mehr als zehn Kilo zu. Wenn Sie mitgerechnet haben, dann wissen Sie, dass noch **16 %** fehlen.

Die haben abgenommen!

Gewichtsveränderung nach Rauchstopp	
Änderung	**Anteil ehemaliger Raucher**
weniger als 5 Kilo mehr	37 %
5 bis 10 Kilo mehr	34 %
mehr als 10 Kilo mehr	13 %
Gewichtsabnahme	**16 %**

Es ist unwahrscheinlich, dass die 16 % der ehemaligen Raucher, die abgenommen haben, so viel Gewicht verloren haben, dass sie die insgesamt zugelegte Menge an Kilogramm der anderen 84 % ausgleichen. Dazu müsste jeder um die 30

---

4 Aubin, Farley, Lycett, Lahmek, Aeeyard; Weight Gain In Smokers After Quitting Cigarettes: meta-analysis; in: BMJ, Juli 2012, 345, e4439, http://www.bmj.com/content/345/bmj.e4439

Kilogramm abgenommen haben. Im Durchschnitt werden die ehemaligen Raucher zusammen genommen daher mehr wiegen als vorher. Es wäre aber falsch, aus dem Durchschnitt den Schluss zu ziehen, Nichtrauchen mache dicker. Das wäre dasselbe, als sagten wir: In einem Schulbus sind fünf Personen im Alter von 18 Jahren, aber in Wahrheit sind es vier achtjährige Kinder und der 58-jährige Busfahrer.

Bevor wir wissenschaftlichen Trugschlüssen aufsitzen, ziehen wir die zulässige Schlussfolgerung lieber selbst: Rauchen und eine Gewichtsveränderung nach einem Rauchstopp haben – sagen wir es vorsichtig – vermutlich nichts miteinander zu tun! Wie kommt es dann, dass eine Gewichtszunahme die meistgenannte Angst ist, von der Raucher sprechen, wenn sie ans Aufhören denken? Sie beschäftigt Frauen wie Männer, alt und jung. Die Annahme lautet: Rauchen hält schlank, oder anders gesagt: Wenn man mit dem Rauchen aufhört, wird man dick.

Einer der Gründe ist ganz simpler Natur: Jene Raucher, die nicht zunehmen nach dem Aufhören, fallen überhaupt nicht auf. Die sprechen nicht davon, dass sie *nicht* zugenommen haben. Jene, die zunehmen, beklagen sich darüber. Dazu gibt es auch mehr als genug Gelegenheit in öffentlichen

Blogs, Foren und Zeitschriftsbeiträgen. Deshalb scheint dick zu werden der Normalfall zu sein, *was aber nicht stimmt.* Tatsache ist, dass Rauchen den Stoffwechsel beeinflusst. *Wie*, das erklären wir noch.

Bleiben wir bei der Angst, dick zu werden. Sie werden sehen, dass sich dieser Glaubenssatz nicht zufällig in Ihrem Gedächtnis festgesetzt hat. Wenn Sie aber sicher wüssten, dass es ein Aberglaube ist und wie die Zusammenhänge in Wirklichkeit sind, dann müssten Sie diese Angst nicht mehr haben. Sie könnten dann ganz entspannt Ihre letzte Zigarette rauchen und bräuchten sich keine Sorgen machen. Nicht wegen dem Gewicht und auch sonst wegen nichts. Es wäre hilfreich, wenn Sie jetzt einmal davon ausgehen, dass Sie über den Zusammenhang zwischen Rauchen und Gewicht überhaupt nichts wissen. Das würde es erleichtern, neue Gedanken zuzulassen. Fangen Sie mit diesem Gedanken an:

Tatsache ist, dass mehr als die Hälfte aller Raucher nach einem Rauchstopp überhaupt kein Problem mit dem Gewicht hat! Das beweist die Studie im BMJ. Die andere knappe Hälfte müsste kein Problem haben, aber vermutlich haben diese Leute nicht alle wichtigen Informationen.

Darüber hinaus wäre erst noch zu erörtern, ob eine Gewichtszunahme von zwischen fünf und zehn Kilo in jedem Fall ein Problem ist.

Rauchen hält weder schlank noch führt ein Rauchstopp dazu, dass man dick wird. **Tatsächlich ist es im Gegenteil so, dass Raucher ein erhebliches Risiko haben, dick zu werden w e g e n des Rauchens.** Wer in seiner Jugend bereits regelmäßig raucht, wird eher fettleibig als ein Nichtraucher[5]. Das trifft – Ironie des Schicksals – besonders auf Frauen zu, für die der Propagandatrick, Rauchen mache schlank, erfunden wurde.

---

5 Saarni, Pietiläinen, Kantonen, Rissanen, Kaprio: Association of smoking in adolescence with abdominal obesity in adulthood: a follow-up study of 5 birth cohorts of Finnish twins. In:Am J Public Health. 2009 Feb;99(2):348-54. Doi: 10.2105/AJPH.2007.123851. Epub 2008 Dec 4.

+++ Erfahrungsbericht +++

Dieter, 71 Jahre:

Als ich meine letzte Zigarette rauchte, wog ich über 100 Kilo. Das ist zu viel bei 1,75 Metern Körpergröße. Ich hatte Angst, noch weiter zuzunehmen, wenn ich nicht mehr rauche. Also beschloss ich, mit den Zigaretten auch die Schokolade weg zu lassen. Im letzten Jahr hatte ich eine schwere Krankheit, die ich glücklicherweise gut überstanden habe. Dabei habe ich 15 Kilo auf einen Schlag verloren. Da ich jetzt nur noch etwa 80 Kilo wiege, führe ich die restlichen knapp zehn Kilo auf die Schokolade zurück.

Warum rauchen Raucher überhaupt?

Was Raucher sagen

Was sagen Raucher, warum sie rauchen? Als wir, Özgen und Peter, noch Raucher waren, haben wir uns wie alle anderen eingeredet: Weil es schmeckt! Weil es uns entspannt. Weil es gesellig ist. Weil wir uns besser konzentrieren können. Und natürlich, weil es Spaß macht. Es hat doch was, Kringel blasen zu können. Ganz kleine, wenn man die Lippen nur ein an einer Stelle öffnet und dann mit einem Finger an die Backe klopft, oder ganz große, die wie fliegende Untertassen im Raum schweben. Und was wäre eine Pause ohne Zigarette?

Vielleicht haben Sie noch einen anderen guten Grund für das Rauchen. Aber rauchen, um schlank zu bleiben oder zu werden? Andersherum formuliert: Würde jemand, weil er Übergewicht hat, aus eben diesem Grund mit dem Rauchen anfangen? Wie auch immer, der wahre Grund, warum wir geraucht haben, warum Sie rauchen oder geraucht haben, warum alle Raucher rauchen, ist ganz einfach: Wir sind oder waren süchtig!

Die breite Öffentlichkeit weiß das mittlerweile, sogar die Raucher. Aber wissen wir auch, was das bedeutet, und war es unser Ziel, süchtig zu werden? Was ist überhaupt eine Sucht, und wodurch wird sie ausgelöst? Die zuverlässigsten Informationen zu dieser Frage liefert uns, wenn auch unfreiwillig, die Tabakindustrie.

Was die Tabakindustrie sagt

Noch in den 1990er Jahren beteuerten die Tabakbosse in der Öffentlichkeit, dass Tabak nicht süchtig mache, dass er ein Genussmittel sei und dass jeder die Wahl habe, ob er rauchen will oder nicht. Wenn wir allerdings annehmen, dass eine Droge und Sucht mit im Spiel sind, sieht die Sache mit der freien Wahl natürlich anders aus.

Merrell Williams Jr., als schlecht bezahlter Anwaltsgehilfe tätig für eine der großen US-Tabakfirmen, hielt die Lügen nicht mehr aus und entwendete über Jahre hinweg kistenweise vertrauliche Dokumente. 1994 ging er damit an die Öffentlichkeit. Über viele Umwege und nach vielen Gerichtsprozessen gelangte das brisante Material schließlich in den Besitz der Universität von Californien (San Francisco), die es für jedermann zugänglich ins Internet stellte. Darin finden sich Beweise, dass die Tabakindustrie spätestens seit

1963 (!!!) über Nikotin und seine suchterzeugende Wirkung informiert war. Addison Yeaman, 1963 Vizepräsident von Brown & Williamson Tobacco, schrieb damals in einer hausinternen Mitteilung: „Außerdem ist Nikotin suchterzeugend. Wir befinden uns also im Nikotingeschäft […]." Ebenso deutlich analysierte W. L. Dunn Jr. 1972 für das Philipp Morris Forschungszentrum in Richmond, Virginia: „Niemals wurde jemand Zigarettenraucher, indem er Zigaretten ohne Nikotin rauchte." Lassen Sie uns also dieses Nikotin genauer betrachten.

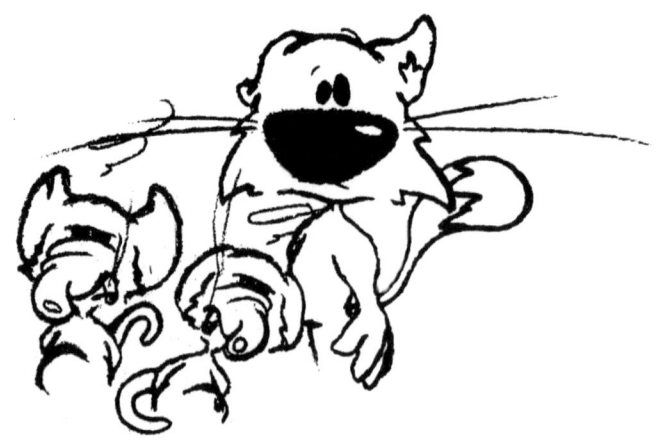

SGIB und die Raucher

+ + +   Erfahrungsbericht   + + +

Sabine, 44 Jahre:
Da ich mit FUMITO das Rauchen endgültig aufgehört habe, wusste ich, was mich erwartet. Ehrlich gesagt, ganz so einfach fand ich es am Anfang nicht, die Ernährung anzupassen. Ich habe nicht viel Möglichkeiten, meinen Energieumsatz zu steigern, also blieb nur die Alternative: anders essen. Inzwischen habe ich aber neue Gerichte und sogar Nahrungsmittel entdeckt. Jetzt fühle ich mich wohl und zugenommen habe ich gar nicht.

Wie funktioniert Nikotin?

Erst einmal müssen Sie wissen, dass Nikotin ein Nervengift ist (chem. Formel: $C_{10} H_{14} N_2$). Bereits 50 mg sind tödlich. Das ist gerade so viel, wie ein Quadratzentimeter aus einem Blatt Standard-Kopierpapier wiegt – nichts! Der Tod würde durch eine Atemlähmung eintreten, man erstickt.

Wie wirkt aber nun Nikotin, wenn die Menge unterhalb der tödlichen Dosis liegt? Raucher können das ganz einfach an sich selbst beobachten. Wenn Sie eine Zeit lang nicht geraucht haben, entsteht irgendwo in der Brust oder im Bauch so eine Art Loch. Dann rauchen Sie drei, vier Züge, und das Loch, die Gier, ist wieder weg. Die Beseitigung der Gier ist der wahre und einzige Grund, warum Raucher nach der Zigarette greifen. Nach den drei, vier Zügen könnten Sie die Zigarette ja ausmachen, weil Sie sich schon wieder besser fühlen – normal fühlen. Je nach Typ zwischen 30 Minuten bis zu einem halben Tag kommt die Gier wieder. Sie hat keine besonderen Eigenschaften, aber sie belästigt ihren Besitzer genügend, um den Wunsch nach Erleichterung auszulösen.

Erleichterung lässt sich durch zwei Wege erreichen: entweder eine weitere Zigarette rauchen – und nach 30 Minuten wieder eine, und wieder bis in alle Ewigkeit. Oder *nie mehr* rauchen. Dann ist die Gier auch weg. Sie können die Gier, das Loch, auch mit Hunger vergleichen. So lässt es sich vielleicht am einfachsten vorstellen und entfernt fühlt es sich ja auch so an.

Der Abbau von Nikotin im Körper ist relativ schnell geschehen. Wenn Sie Ihre erste Zigarette am Tag rauchen, dann schnellt der Pegel auf 100 Prozent hoch. Jeder Raucher hat seine persönlichen 100 Prozent. Von einem berühmten Kapellmeister wird zum Beispiel berichtet, er habe 16 Schachteln Zigaretten täglich geraucht. Das ergibt absolut einen höheren Wert als bei einer Person, die – sagen wir – eine oder zwei Schachteln am Tag raucht. Falls Sie nur zehn Zigaretten am Tag rauchen, ist das natürlich noch weniger, aber der Abbau des Nikotins würde in allen Fällen gleich lange dauern. Wenn ein Raucher nie mehr rauchen würde, nachdem er sein 100-Prozent-Level erreicht hat, dann würde der Pegel in Form einer biologischen Halbwertkurve gegen Null gehen. Nach 20 Minuten ist noch die Hälfte Nikotin im Körper, nach 14 Tagen ist es nicht mehr nachweisbar. Würde jemand eine Zigarette rauchen und dann nie mehr, sähe die Pegelkurve so aus:

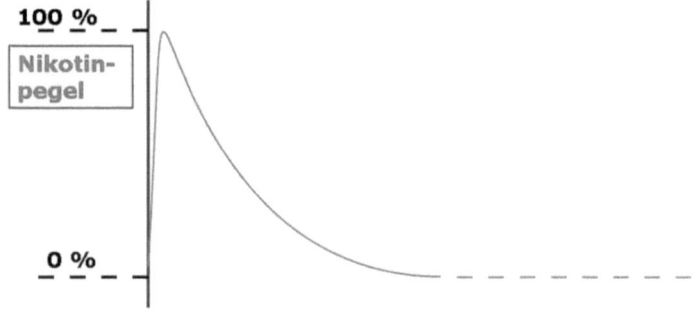

Völlig anders verhält sich dagegen die Gier. Wenn der Pegel bei 100 liegt, fühlt sich der Raucher so, wie sich der Nichtraucher immer fühlt: normal. Das Normale in dem Moment kurz nach dem Rauchen besteht darin, dass für einen kurzen Augenblick die Gier verschwunden ist. Die Gier begleitet den Raucher wie ein Schatten. Sie fühlt sich so ähnlich an wie der Hunger nach Nahrung und hat zwei voneinander unabhängige, nennen wir es: Dimensionen. Eine Dimension ist körperlicher Natur, die andere mentaler. Wenn wir nun die Gier ebenfalls als Kurve in einem Diagramm darstellen wollen, und uns vorstellen, dass der dazugehörige Raucher gerade die letzte Zigarette geraucht hat, bevor er für einen langen Interkontinentalflug eine Maschine besteigt, dann würde es so aussehen:

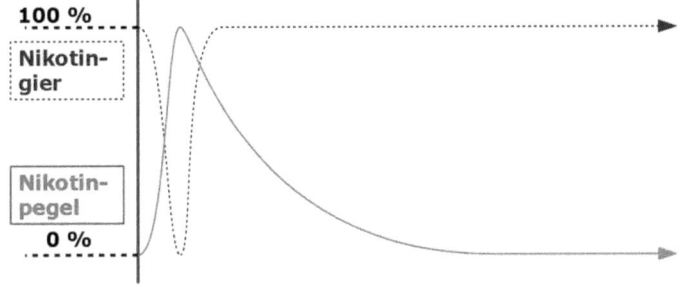

Die Gier ist immer da! Immer auf Maximum, solange Raucher in dem Irrtum leben, dass Rauchen irgendeinen Vorteil bringen könnte. Der Irrtum kommt durch das Zusammenwirken von Rauchern als Vorbilder für (Noch-) Nichtraucher und die Droge Nikotin zustande. Darauf gehen wir nachher ein bei den „psychologischen Fallen". Im Alltag sehen Gier- und Pegelkurven so aus:

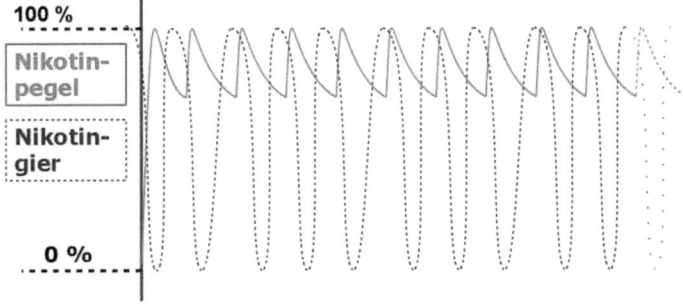

Damit hätten wir schon komplett erfasst, was Nikotin wirklich kann: Töten und Gier verursachen (die es kurzfristig beseitigen kann). Das war´s!

Deshalb ist Nikotin eben kein Appetitzügler und für den bei Rauchern erhöhten Kalorienverbrauch im Vergleich zu Nichtrauchern ist es auch nicht verantwortlich. Darauf kommen wir nachher noch zu sprechen. Behauptungen der Art, Nikotin könne dies, Nikotin könne das, gibt es noch viel mehr. Vergessen Sie am besten alle, keine davon trifft zu. Merken Sie sich, dass Nikotin ausschließlich diese beiden Eigenschaften hat: töten und Gier verursachen. Die Gier ist die Belästigung, die entsteht, wenn der Nikotinpegel am Sinken ist. Dagegen raucht der Raucher an, ohne sich dessen bewusst zu sein.

Dadurch, dass Raucher von diesem Zusammenhang kein Bewusstsein haben, entstehen falsche Denkverbindungen, geradezu Denk*fallen* sind das. Die müssen wir genauer betrachten, denn zusammen mit der Droge verursachen sie die endlose Kettenreaktion des Rauchens – zum ewigen Vorteil der Tabakwirtschaft.

Die psychologischen Fallen

Falsche Verknüpfungen

Durch die Kettenreaktion entstehen einige psychologische Fallen. Bei welchen Gelegenheiten rauchen wir eigentlich? Hat ein Raucher Stress, raucht er, will er sich konzentrieren, raucht er, nach dem Essen raucht er – halt – das halten wir fest: *nach* dem Essen raucht er, nicht *statt* dem Essen! Rauchen macht also *nicht* satt. Wenn es satt machen würde, dann könnte man doch *vor* dem Essen rauchen und sich dann die Mahlzeit sparen, weil der Hunger weg wäre, oder? Sie werden gleich erkennen, worauf wir hinaus wollen.

Welche Gelegenheiten zum Rauchen gibt es noch? Manche Raucher sind versucht zu sagen, sie rauchen *immer*, aber das stimmt nicht. Gehen wir einfach einen normalen Tag durch, dann wird das Ergebnis ungefähr so aussehen wie im Bild. Raucher rauchen beim Pause machen, beim Autofahren und so weiter, siehe Abbildung auf der nächsten Seite.

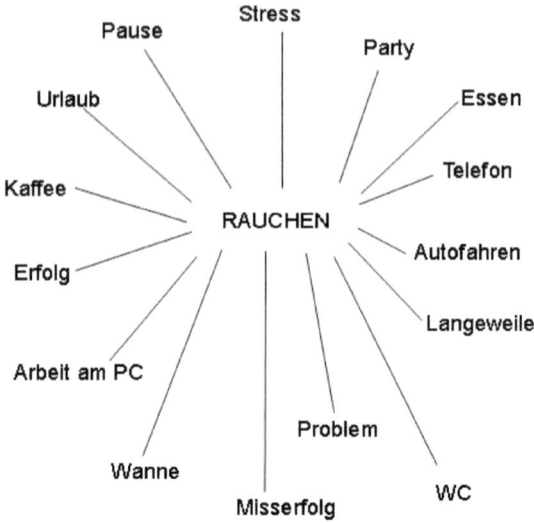

Im Hintergrund läuft die Kettenreaktion (beim einen schneller, beim anderen langsamer) und im Vordergrund der Alltag. Wenn beides sich trifft, Kettenreaktion und Alltag, kommt es manchmal zu gedanklichen Verknüpfungen: Nach dem Aufstehen rauchen wir erst mal eine, also gehören Tagesbeginn und Rauchen zusammen, beim Autofahren rauchen wir gerne eine, also gehören Autofahren und Rauchen zusammen, die Zigarettenpause muss sein, also gehören Pause und Rauchen zusammen, wenn uns an der Bushaltestelle langweilig ist, rauchen wir eine, also gehören Langeweile und Rauchen zusammen und so weiter. Sie werden zustimmen, dass diese gedanklichen Verbindungen zwischen dem Rauchen und irgendetwas anderem grundsätzlich da sind.

Der Schluss liegt nahe, dass das Rauchen ersetzt werden muss, wenn wir es aufhören. SGIB ist davon überzeugt, das gehört alles zusammen und fragt sich erst mal, was er als Nichtraucher machen soll, wenn ein Problem auftaucht. Für den SGIB eines Rauchers ist es normal, in diesem Fall zu rauchen. Rauchen aufhören hält er deshalb für schwierig. Er weiß nicht, was er im ersten Moment machen soll als Nichtraucher. Vielleicht etwas essen?

Aber richtig betrachtet stimmt es eben nicht. Sie rauchen nicht bei jeder Gelegenheit, sondern bei jedem Glied der Kettenreaktion. Sie rauchen auch nicht, wenn dieselbe Gelegenheit innerhalb kürzester Zeit fünf Mal auftaucht. Wenn es beispielsweise jetzt, in diesem Moment, ein Problem gäbe, weswegen Sie sich eine anzünden, dann würden Sie kaum nochmal eine anstecken, wenn eine Minute, nachdem Sie die letzte Zigarette ausgedrückt haben, ein weiteres Problem auftaucht. Die Zigarette beim zweiten Problem würde nicht schmecken.

Die gedanklichen Verbindungen sind aber da, und sie sind eine Falle! Machen Sie sich das bewusst. Sie rauchen zwar beim Autofahren, aber das Auto würde auch fahren, wenn Sie nicht rauchen.

Noch etwas: Ist es nicht so, dass Sie mit dem Rauchen – bei diesen Gelegenheiten – gedanklich einen Zweck verfolgen? Wollen Sie nicht mit der Zigarette *nach* dem Essen den Genuss erst perfekt machen? Die Frage, wie das gehen soll, wäre ein eigenes Thema, das den Rahmen hier sprengt. Und wie sieht es aus, wenn wir Stress haben? Rauchen wir dann nicht, um uns zu entspannen? Na ja, da entsteht ein Problem:

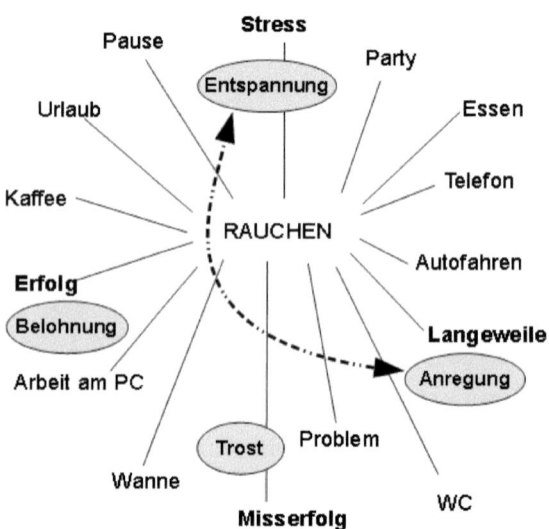

Erkennen Sie es? Die ganzen Zuordnungen – Rauchen hilft bei Stress, um zu entspannen; Rauchen macht die Pause erst zur Pause; Rauchen regt an und vertreibt zum Beispiel beim Autofahren die Langeweile, widersprechen sich total. Etwas, das jetzt anregt und eine halbe Stunde später entspannt, gibt es nicht! Das wäre dasselbe, als wenn Sie jetzt mit einem weißen Pulver Ihren Kaffee süßen und dasselbe Puler auch für Ihre Suppe verwenden, um sie zu salzen. Dieses Pulver gibt es genauso wenig wie eine Zigarette, die für Entspannung, Anregung, Belohnung oder Trost sorgen kann. Nikotin hilft nun einmal nur gegen Nikotin, wie die Kettenreaktion zeigt. Nikotin verursacht die Gier, Nikotin beseitigt sie wieder, indem sie neue verursacht. In anderen Worten: Rauchen hilft nur Rauchern gegen das Rauchen.

Nun haben sich Raucher diese Verknüpfungen nicht alle selbst eingeredet. Ein Faktor sind mehr als 20 Millionen Raucher in Deutschland, die schon an diese Denkfallen glauben und als Vorbilder für die jüngeren Raucher da sind. Und natürlich die Werbung. Seit vielen Jahren hat die Tabakwerbung Frauen im Visier und orientiert sich gezielt an ihren Wünschen. Einer der größten Wünsche ist es, schlank und attraktiv zu sein. Zu den Marketingstrategien, die vor allem Frauen ansprechen, gehören zum Beispiel Design, die Farbgestaltung und die Verpackung. Denken Sie nur an die Marke „Eve". Auf riesigen Werbetafeln am Straßenrand werden die Produkte dann in Bildzusammenhänge gestellt, die Unabhängigkeit, Romantik, Freundschaft und Attraktivität vermitteln. Es gibt wissenschaftliche Studien zuhauf, welche die Wirksamkeit dieser Kampagnen belegen. So wird Rauchen mit Schlankheit und Attraktivität in Verbindung gebracht und eine weitere falsche Verknüpfung geschaffen. Daher kommt die Angst vor der Gewichtszunahme nach einem Rauchstopp. Für viele Frauen, aber auch Männer, ist das ein Grund, weiter zu rauchen.

Dabei liegen die Tatsachen völlig anders, wie die oben zitierte Studie klar belegt. Die durchschnittliche Gewichtszunahme liegt unter fünf Kilo, über zehn Prozent der ehemaligen Raucher nehmen ab! Wer bereit ist, diese weniger als fünf Kilo einfach zu tolerieren, erspart sich eine Menge Stress und schadet seiner Gesundheit überhaupt nicht. Die meisten Menschen fühlen sich sowieso zu dick, egal ob sie nun 50 oder 100 Kilo wiegen. Es gibt auch Studien, die besagen, dass sich das durchschnittliche Gewicht von ehemaligen und Nie-Rauchern überhaupt nicht unterscheidet. Übersehen wird auch, dass Nichtraucher natürlich ebenfalls abnehmen, wenn sie sich entsprechend verhalten, *ohne*, dass sie zuerst das Rauchen anfangen! Bekannt, aber oft im entscheidenden Moment nicht bewusst ist auch die

Tatsache, dass sich bei den meisten Menschen, ob Raucher oder nicht, ab einem gewissen Alter von ganz allein der Stoffwechsel verändert und sie deshalb ein wenig zulegen. Denkfallen, wo man hinschaut!

Denkfallen können Sie sich vorstellen wie Mathematik mit vertauschten Ergebnissen. Wenn Sie jeden Tag sagen: 2 x 2 = 22 oder 3 x 3 = 12 oder 4 x 4 = 44, dann glauben Sie das irgendwann. Sagen Sie sich zehn Jahre lang jeden Tag 3 x 3 = 12 dann werden Sie 12 sagen, wenn jemand nach dem Ergebnis von 3 x 3 fragt. Garantiert! Eine Frau, die zehn Jahre „Eve" raucht, hat am Ende 36.500 Mal an Schlankheit und Blumenduft gedacht beim Rauchen, wenn sie zehn Stück am Tag verbraucht. Oder 365.000 Mal, wenn wir es auf Züge an der Zigarette umrechnen. Danach ist es völlig normal, wenn ihr SGIB ein Brett vor dem Kopf hat.

Nun möchten wir Sie gerne zu einem kleinen Gedankenspiel einladen: Nehmen wir an, Sie wären Nichtraucher und würden ein paar Kilo zunehmen, sagen wir vier. Würde das Ihr Risiko für eine Herzkrankheit oder einen Gelenkschaden erhöhen? Nicht viel, wenn überhaupt. Nehmen wir zum Vergleich dazu an, Sie nehmen nicht zu, rauchen aber weiter. Keine Angst, wir vertiefen das jetzt nicht, aber wie sieht es dann aus mit Ihrem Risiko, einen Schlaganfall zu erleiden und gelähmt zu sein? Ihrem Risiko, nach einem Gefäßverschluss Gliedmaßen zu verlieren? Ihrem Risiko, einen Herzinfarkt zu erleiden? Migräne? Demenz? Impotenz? Zwischen Rauchen und diesen schrecklichen Krankheiten bestehen komischerweise keine gedanklichen Verbindungen. Diesbezüglich gibt es nur einen gedanklichen Reflex: „Mich wird's schon nicht treffen". Aber diese Zusammenhänge sind Tatsache, im Gegensatz zu den oben genannten Denkfallen!

Also, bevor Sie ein paar Kilo Übergewicht dramatisieren, machen Sie das besser mit den erwiesenen Gefahren des Rauchens. Der Punkt ist jedoch ein ganz anderer. Wenn Sie das Rauchenaufhören richtig anpacken, dann nehmen Sie überhaupt nicht zu!

Manipulationen

Die Denkfalle, dass Rauchen und Schlankheit zusammengehören, ist übrigens nicht irgendeine beliebige, sie ist das Werk des ersten „Public Relations Counselors", des ersten Beraters für Öffentlichkeitsarbeit, den es je gab: Edward Bernays. Im Jahr 1928 veröffentlichte der Neffe Sigmund Freuds in New York sein wichtigstes Buch. Es trägt den Titel „Propaganda" und hat deutsche Politiker in den 1930er und frühen 40er Jahren stark inspiriert. Was in der Politik die „Propaganda" war, das hieß, und heißt, in der Privatwirtschaft „Public Relation", „Öffentlichkeitsarbeit". Zu den Meisterstücken Edward Bernays' gehört die Erschließung des weiblichen Bevölkerungsanteils als Kundinnen für die Tabakwirtschaft. Bis in die 30er Jahre rauchte kaum eine Frau auf der ganzen Welt. Das änderte sich, nachdem Bernays im Auftrag der Firma American Tobacco die Zigarette als Zeichen der Emanzipation, als „Torch of Freedom" (Freiheitsfackel) wie bei der New Yorker Freiheitsstatue anpries. Im weiteren Verlauf der Kampagne, mit der die Marke Lucky Strike zur Nummer Eins wurde, entstanden auch die Claims, Rauchen mache schlank und Rauchen sei das Richtige, um eine Mahlzeit abzuschließen, weil es den Mund desinfiziere. Diese Behauptungen erschienen auf den Arztseiten der Klatschzeitungen. Bernays verstand es offensichtlich, Ärzte und Redakteure in geeigneter Weise zu motivieren. Der Erfolg war überwältigend. Heute zeigt sich das auch in den Krankenhausbetten, wo das männliche Monopol auf Lungenkrebs längst der Vergangenheit angehört.

Dass Rauchen nicht desinfiziert, wissen mittlerweile auch die Raucher, aber die Idee, dass es schlank macht, hat sich gehalten. Stimmt das jetzt wirklich? Ist der rauchende Teil der Bevölkerung im Durchschnitt schlanker? Es gibt ein paar Vermutungen, die eher den gegenteiligen Schluss nahelegen. Raucher treiben zum Beispiel im Durchschnitt weniger Sport, weil sie ja keine Luft dazu haben. Wer kommt leichter zu Fuß in den achten Stock, der Raucher oder der vergleichbare Nichtraucher? Dazu kommt, dass Rauchen den Energiehaushalt empfindlich stört, wie Sie in den folgenden beiden Abschnitten erkennen werden.

Befreien Sie sich von der Denkfalle, Rauchen hätte etwas mit Schlankheit zu tun. Es ist richtig, dass manche Raucher beim Aufhören oder bald danach ein wenig zulegen. Sie legen aber nicht zu, weil sie mit dem Rauchen aufhören. Ob jemand dick wird oder nicht, dafür gibt es nur zwei Stellschrauben, völlig unabhängig davon, ob man Raucher ist oder nicht: Energiezufuhr, sprich Ernährung, und Energieverbrauch, sprich Bewegung. Etwas anderes gibt es nicht! In der Physik gibt es den Energieerhaltungssatz. Beim Menschen ist es nicht anders. Sie können nicht, wenn Sie wenig essen, viel zunehmen, genauso wenig wie Sie abnehmen können, wenn Sie viel und vielleicht das Falsche essen. Egal ob Raucher oder nicht!

+ + +   Erfahrungsbericht   + + +

Christine, kaufmännische Angestellte:

Jetzt ist es fast zwei Jahre her, dass ich das Seminar besucht habe. Seitdem rauche ich nicht mehr und habe ganz einfach ein viel besseres Lebensgefühl. Wenn ich heute Raucher sehe, dann stören sie mich nicht. Nach dem Seminar habe ich ein wenig Gewicht zugelegt, aber das ist absolut im Rahmen. Wir sind wirklich gut darauf vorbereitet worden, dass sich am Stoffwechsel etwas ändert, also habe ich mich entsprechend eingestellt. Und trotz der paar Kilo finde ich, dass ich gesünder aussehe als zu Raucherzeiten.

Was passiert beim Rauchen? Und was ändert sich, wenn Sie damit aufhören?

Gerade haben wir gezeigt, was beim Rauchen *nicht* passiert. Rauchen und Entspannung haben zum Beispiel nichts miteinander zu tun, aber Sie haben sich schon oft entspannt, während Sie geraucht haben. Deshalb sind dieser und viele andere Denkfehler entstanden.

Ausführlicher gehen wir auf diese Denkfehler im Seminar ein und im Buch „Rauchen ist nur ein Irrtum". Aber hier geht es speziell um das Thema Rauchen und Körpergewicht. Jetzt ist wichtig, dass Sie genau wissen, was beim Rauchen körperlich vor sich geht. Wenn Sie das wissen, verstehen Sie auch den Grund für die unterschiedliche Energiebilanz bei Rauchern und Nichtrauchern.

Wenn Sie eine Zigarette rauchen, passieren drei Dinge:
1) Weniger als zehn Sekunden nach dem Inhalieren wirkt das **Nikotin** und **beseitigt die Belästigung durch den Entzug,** die es mit der letzten Zigarette verursacht hat, der Raucher fühlt sich erleichtert.

2) **Gleichzeitig beginnt das** bei der Verbrennung entstehende **Kohlenmonoxid (CO) zu wirken**, der **Sauerstofftransport wird fast unmöglich**. Daher leiden Raucher unter chronischer CO-Vergiftung, was chronischer Atemnot entspricht. Um nicht zu ersticken, rasen Puls und Blutdruck nach oben. Das Herz leistet Schwerstarbeit, um die Sauerstoffversorgung aufrecht zu erhalten.
3) Mit dem Nikotin saugen Sie sich ungefähr **4.800 Zerfallsprodukte** aus dem Verbrennungsprozess **in die Lungen**.

Wenn Sie nicht mehr rauchen, dann fallen diese 4.800 Substanzen, sozusagen der Verbrennungsmüll, schon mal weg. Ihre Nerven sind wieder frei für feine Geschmackserlebnisse. Das ist die erste gute Nachricht. Die zweite, noch bessere Nachricht ist, dass die CO-Vergiftung, die Atemnot, ebenfalls wegfällt. Sie haben Luft, Energie, können besser Sport treiben, Treppensteigen, der Sex klappt besser. Und schließlich die allerbeste Nachricht: Die Belästigung durch die Gier (der Entzug) fällt auch weg, Sie sind körperlich nicht mehr süchtig. Mental sind Sie süchtig, solange Sie in die psychologischen Fallen tappen – dazu sind Sie aber nicht verpflichtet!

Man liest gelegentlich, Nikotin sei für den minimal erhöhten Kalorienverbrauch bei Rauchern im Vergleich zu Nichtrauchern verantwortlich, leider auch auf der Website des Deutschen Krebsforschungszentrums in Heidelberg[6]. Diese Information trifft nicht zu!

Jeder Rettungssanitäter kann bestätigen, dass bei einer Rauchvergiftung der Puls nach oben schießt und viele Patienten Angstzustände haben, sofern sie das noch äußern können. Eine Zigarette zu rauchen ist nichts anderes, als sich eine kleine Rauchvergiftung zu verpassen. Das Gehirn registriert Sauerstoffmangel (der Patient hat Angstzustände) und setzt die Stressreaktion in Gang. Adrenalin wird ausgeschüttet und der Blutdruck geht im ersten Moment nach oben. Solange es mit den giftigen Gasen nicht zu viel wird (CO ist eins der giftigsten überhaupt) klappt diese Notwehrreaktion. Wenn aber keine Erleichterung eintritt, bricht der Kreislauf innerhalb von ein paar Minuten völlig zusammen, der Mensch stirbt. Das bedeutet, der hohe Puls und der dadurch erhöhte Kalorienverbrauch von Rauchern ist auf das CO zurückzuführen und nicht auf Nikotin!

---

6 http://www.dkfz.de/de/rauchertelefon/Fehlinformationen_zum_Rauchen.html

Andere Reaktionen, die beim Rauchen zu nennenswertem Kalorienverbrauch führen, gibt es keine. Wäre Nikotin die Ursache für das Herzrasen, dann müsste der Effekt ja bei E-Zigaretten auch zu beobachten sein. Ist er aber nicht[7].

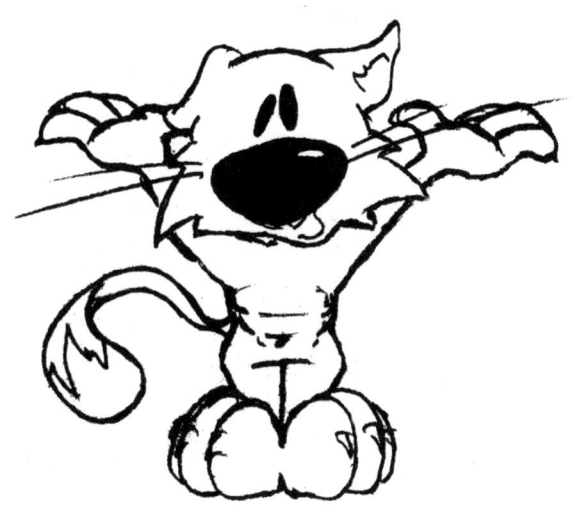

Wenn SGIB das gewusst hätte …

---

7   Die Steigerung von Puls und Blutdruck ist ein typisches Zeichen einer Rauchgasvergiftung, siehe: http://www.brandwacht.bayern.de/pdf/5_09_erste_hilfe_gasvergiftungen_1.pdf . Nikotin kann nicht die Ursache sein, wie oft behauptet wird, sonst würde der Effekt auch bei E-Zigaretten zu beobachten sein, siehe: Farsalinos et al.; Acute effects of using an electronic nicotine-delivery device (e-cigarette) on myocardial function: comparison with the effects of regular cigarettes, in: European Heart Journal (2012), 33.

+++ **Erfahrungsbericht** +++

Gerlinde H.

Lieber Herr Senol, ich war am 21. November in Ihrem Seminar. Noch in der vierten Stunde dachte ich mir, das waren fünf Stunden umsonst. Nach dem Seminar war ich in Eile, weil ich zum Preissschafkopfen ging. Zufällig spielte ich mit einem Bekannten am Tisch und er sagte: Endlich Pause, jetzt kannst du eine rauchen gehen. Ich sagte daraufhin: Ich bin Nichtraucher! Er: Seit wann? Ich: Seit jetzt! Bis heute habe ich noch keine Zigarette geraucht (obwohl mein Mann weiterhin raucht) und ich hoffe, dass ich in meinem restlichen Leben auch keine mehr rauchen werde. Ich bedanke mich deshalb ganz, ganz herzlich bei Ihnen für Ihre hervorragende Arbeit und wünsche Ihnen weiterhin viel Erfolg [...]. Ihre Gerlinde H.

Warum und wie viel Kalorien der Raucher mehr verbrauchen muss als der Nichtraucher

Nun haben Sie die Fakten: Rauchen regt den Stoffwechsel nicht an, es zwingt Ihren Körper zur Selbstverteidigung! Das Nikotin hat damit so gut wie nichts zu tun, verantwortlich ist in erster Linie das Kohlenmonoxid. Es verursacht Mangel an Sauerstoff und versetzt das Gehirn in Alarm, was eine unmittelbar steigende Pulsfrequenz auslöst.

Was Sauerstoffmangel nach sich zieht, dürfte klar sein: das Absterben von Körperzellen. Das können einige wenige sein, aber auch ziemlich viele auf einen Schlag, wie zum Beispiel ein Raucherbein. Was mit Sauerstoff nicht ausreichend versorgt wird, stirbt ab! Doch machen Sie sich deswegen keine Sorgen. Die moderne Medizin ist in der Lage, geschädigtes Gewebe recht lange zu erhalten. In der Praxis sieht es dann so aus, dass nicht das ganze Bein auf einmal, sondern erst die Zehen, dann der Fuß, dann das Knie und erst zum Schluss der Rest bis zum Hüftgelenk entfernt werden. Man hat also Zeit, sich daran zu gewöhnen ... ist Rauchen doch eine Gewohnheit?

Die Hauptlast der zusätzlich erforderlichen Raucherkalorien entfällt also auf das Herz. Daneben gibt es einen erhöhten Ausscheidungsumsatz. So, wie die Ausscheidung von Nahrung einen gewissen Einsatz an Energie erfordert, verlangen die erwähnten Zerfallsprodukte nach einer besonderen Behandlung. In erster Linie nach Husten! Das ist zwar im Vergleich zur Pulsfrequenzsteigerung minimal, aber immerhin gibt es das. Raucher müssen also mehr Kalorien verbrauchen, weil sie das Gift und die Atemnot wieder loswerden müssen.

Was schätzen Sie – wie viele Kalorien sind es, die Raucher zusätzlich verbrennen müssen? Der tägliche Bedarf für eine 60 Kilo schwere Büroangestellte liegt bei etwa 2000 Kilokalorien (das kürzen wir im Folgenden ab mit „kcal"), ein Büroangestellter mit 80 Kilo bringt es auf knapp 3000 kcal. Was schätzen Sie, wieviel kcal das Rauchen zusätzlich verlangt? Wenn die Horrorgeschichten stimmen sollen, dass man nach dem Rauchstopp gewaltig zunimmt, dann müssen das doch bestimmt 400 oder 500 kcal sein, oder?

Weit gefehlt! Es ist gerade mal so viel Energie, wie in einer Banane steckt, etwa 120 kcal. Wenn Sie extrem viel rauchen, mehr als 24 Zigaretten täglich, dann kann es auch etwas mehr sein, bis zu über 200 kcal[8]. Das entspricht einem Müsliriegel. Wenn Sie an Schokoriegel denken, dann ist es nicht mal ein ganzer![9] Ist es möglich, davon dick zu werden? Sie können wegen dieser einen Banane nicht soviel zunehmen, als würden Sie jeden Tag einen Braten oder zwei Stück Torte zusätzlich verspeisen. Es ändert sich etwas in Ihrem Stoffwechsel, aber lassen wir bitte die Kirche im Dorf.

Sie sehen, das ist *nicht* dramatisch! Dramatisch könnte es werden, wenn Sie die dem Nahrungshunger ähnliche Gier außer Acht lassen, die Sie nach dem Rauchstopp noch einige Tage haben werden. Zum *Nikotinhunger* müssen wir gleich noch ein paar Dinge mehr sagen. Eins vorweg: Mit Schokolade können Sie ihn nicht stillen. So wenig, wie Sie gegen Durst essen können.

SGIB hat schon weniger Angst, er würde dick werden ...

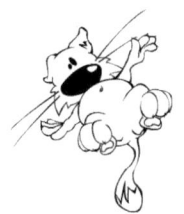

---

8 Angela Hofstetter, Yves Schutz, Eric Jéquier, John Wahren: Increased 24-hour energy expenditure in cigarette smokers. N Engl J Med 1986; 314: 79
9 Ein Mars-Riegel enthält 244 kcal: http://www.jolie.de/bildergalerien/kalorientabelle-fuer-schnelle-snacks-und-schokoriegel-2069141.html (02.02.2015)

+++   Erfahrungsbericht   +++

Michael F.

Hallo Herr Senol, gestern war ich in ihrem Seminar. Da ich mindestens 50 Zigaretten pro Tag geraucht habe, wartet nun jeder auf den großen Rückfall. Kein Mensch kann nun verstehen, warum ich plötzlich nicht mehr rauche. Jedoch fühle ich mich durch das Seminar befreit. Folgendes Beispiel habe ich meinen Freunden nun gegeben. Jeder Raucher hat eine Kette um den Fuss. Mit der „Methode Willenskraft" versuche ich mit viel Kraft und Gewalt, diese Kette zu entfernen. Natürlich kann es funktionieren, aber es wird sehr schwierig. Bei der Methode in Ihrem Seminar sperrt jemand mit dem Schlüssel die Kette auf. Das einzige was man nun machen muss, ist aus der Kette raus zu gehen. Ich werde Sie gerne über meinen Stand auf dem laufenden halten. Herzlichen Dank für die Befreiung durch das Seminar.

Hunger und Gier – Verwechslungsgefahr!

Wenn Sie diesen Unterschied jederzeit klar sehen, dann gibt es keine Gefahr, dass Sie in die Falle der süßen, kleinen Zwischenmahlzeiten tappen. Beherzigen Sie diese beiden einfachen Regeln:
- ➔ Iss´ nur, wenn du Hunger auf Nahrung hast!
- ➔ Passe die Nahrung deinem Energieverbrauch an!

Die erste Regel behandeln wir gleich, für die zweite erhalten Sie unten jede Menge Tipps, wie Sie es machen können.

Hunger ist das Gefühl, das uns Nahrungsmangel anzeigt. Unsere Leistungsfähigkeit und unsere Laune werden unweigerlich in den Keller gehen, wenn wir den Hunger nach Nahrung nicht beseitigen. In allerletzter Konsequenz sagt uns Hunger, dass wir sterben werden, wenn wir nichts dagegen unternehmen. Logischerweise müssen wir ihn zu den warnenden Gefühlen im Bereich der Ängste zählen. Hunger ist gut, er verhindert, dass wir mir nichts dir nichts tot umfallen. Chronischer Hunger, wie er in Krisenzeiten vorkommt, ist selbstverständlich nicht gut! Hunger in Zeiten des Wohlstands ist das wunderbare Gefühl, das aus einfachen Speisen Köstlichkeiten macht.

Jeder Raucher hat also zwei unterschiedliche Hungergefühle: Gier nach Nikotin und Hunger nach Nahrung. Allein mit dieser Information können Sie die Angst vor der Gewichtszunahme schon beseitigen. Sie müssen praktisch nur Ihre Ernährung *beibehalten*, wenn Sie zu rauchen aufhören. Dann kann nicht viel passieren. Wenn Sie dagegen versuchen, die sinnlose Gier nach Nikotin mit Nahrung zu beseitigen, am Ende noch mit Schokolade, dann werden Sie sehr wahrscheinlich zunehmen, wenn Sie nicht ein umfangreiches Sportprogramm beginnen. Denken Sie immer daran: Nikotin kann durch nichts ersetzt werden, und Nikotin ersetzt nichts anderes! Wenn Sie also bisher zwei Semmeln gegessen haben am Morgen, essen Sie künftig auch zwei Semmeln, nicht mehr. Wenn Sie bisher nur einmal am Tag gegessen haben, essen Sie künftig auch nur einmal am Tag. Am besten, Sie schreiben auf, was Sie als Raucher essen und behalten das erst einmal genauso bei. Sie nehmen dann ein klein wenig mehr Kalorien auf als Sie nötig hätten, weil der Raucherkalorienbedarf ja wegfällt. Wie gesagt, diesen Punkt behandeln wir im nächsten Kapitel.

Ein paar Tage, nachdem Sie die letzte Zigarette geraucht haben, werden Sie noch beide Hungergefühle haben. Wenn Sie Ihre Nahrungsaufnahme wie gerade beschrieben nach Menge und Zeit dokumentiert haben, dann können Sie die beiden Hungergefühle leicht unterscheiden: Taucht nachmittags um 14:00 Uhr ein Hunger auf und Sie haben bisher um 14:00 Uhr noch nie etwas gegessen, dann ist es Gier nach Nikotin. Essen Sie dann nichts! Es wäre absolut falsch, wenn Sie nun kistenweise Äpfel und Karotten kaufen und die in Pausebrotboxen stückchenweise mit sich herumtragen. Tag für Tag zehn, zwanzig Portionen Äpfel essen bringt es nicht, das brauchen Sie nicht! Wie gesagt, es geht hier nur um die verwirrende *körperliche* Gier nach Nikotin, die nach allerhöchstens zwei Wochen verschwunden ist – die mentale Gier hat völlig andere Eigenschaften. Sie verschwindet in einer Sekunde, sobald Sie die Denkfallen ergründet haben, oder sie bleibt für immer.

Nehmen wir an, ein Raucher hat den mentalen Aspekt der Gier verstanden und – für sich – erledigt, dann würde die körperliche Gierkurve mit der Pegelkurve endgültig gegen Null gehen. Ein wunderbarer Vorgang:

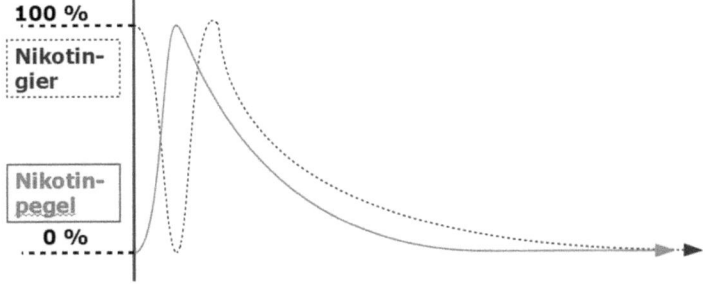

YACK ist entlarvt, sobald die Denkfallen verstanden sind

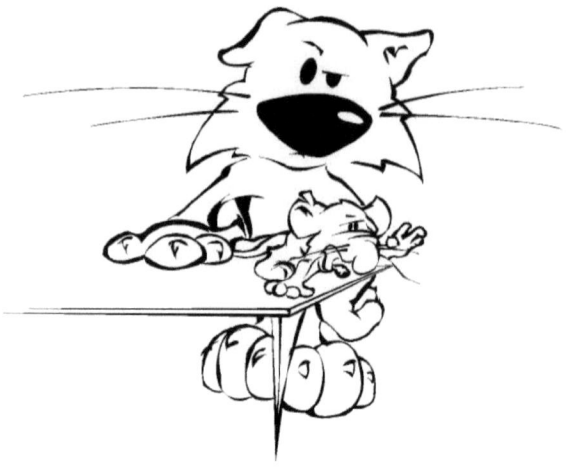

+ + + **Erfahrungsbericht** + + +

Sarah, sechs Jahre Raucherin:
Unbedingt aufhören wollte ich eigentlich gar nicht. Aber das Raucherexperiment, das Herr Senol mit uns durchgeführt hat, war schon überzeugend – vor allem, wenn man weiß, was jetzt wieder passiert im ganzen Körper. Außerdem konnte er gut vermitteln, dass es wirklich gar keinen Vorteil bringt, wenn man raucht.

Also nochmal: Werden wir dick, wenn wir nicht mehr rauchen?

Natürlich NICHT! Fassen wir die Fakten kurz zusammen:
- ➔ Rauchen führt zu falscher Ernährung. Raucher müssen immer mehr Kalorien zu sich nehmen als ihrer Figur entspricht, weil sie pausenlos gegen Nikotin, CO-Vergiftung und 4.800 Schadstoffe kämpfen müssen!
- ➔ Nikotin ist ein tödliches Gift; unterhalb der tödlichen Dosis macht es süchtig.
- ➔ Sucht ist ein Verhalten, das auf falschen Annahmen beruht. Wenn die falschen Annahmen beseitigt sind, fällt es leicht, das Verhalten zu ändern. Die Annahme, Rauchen mache schlank, ist falsch!
- ➔ Wer als ehemaliger Raucher seine Figur erhalten oder Gewicht abnehmen möchte, hat dazu die besten Voraussetzungen: Verwirrende Gefühle (Entzug und Gier, ähnlich wie Hunger) sind weg, sportliche Aktivitäten fallen viel leichter und machen Spaß, natürliche Lebensmittel bereiten wieder Genuss!

+++ **Erfahrungsbericht** +++

Julia S.:

Ich bin froh, dass ich den Kurs besucht habe, da er mich in meiner Entscheidung, mit dem Rauchen aufzuhören, nur bestärkt hat. Wir haben sehr viel gelacht – besonders über die lustigen Geschichten, die uns Özgen aus seinem eigenen Raucherleben erzählt hat. Heute bin ich stolz, dass ich nicht mehr rauche. Außerdem habe ich dadurch viel weniger Stress.

Wohin mit den Raucherkalorien?

Was glauben Sie, wenn jemand das Rauchen aufhört und deswegen 150 kcal weniger verbrennt oder umgekehrt, wenn jemand jeden Tag einen Müsliriegel mehr isst als sonst, egal ob Raucher oder Nichtraucher, wird er davon zehn Kilogramm oder mehr zunehmen? Bestimmt nicht! Aber gehen wir auf Nummer sicher und schauen wir uns die Sache wirklich genau und im Detail an, betrachten wir einige Möglichkeiten, mit diesen 150, maximal 200 kcal zurecht zu kommen.

Doch bevor wir das tun, gehen wir einen normalen Tagesablauf beispielhaft nochmal durch: Die Beispielperson isst am Morgen, um 07:00 Uhr, zu Mittag um 12:00 Uhr, dann Abendessen um 18:00 Uhr. Jetzt hört sie auf zu rauchen, isst um 12:00 Uhr und um 13:00 Uhr hat sie schon wieder Hunger. Was ist das für ein Hunger? Natürlich Nikotingier. Da darf sie nichts essen. Viele Menschen sagen: „Ja Moment mal, ich habe nur dreimal am Tag gegessen" und übersehen das Gummibärchen hier, das Schokoladenstückchen dort, da noch ein bisschen Obst, da ein belegtes Brötchen zwischendurch, weil diese Gelegenheiten nicht gestaltet sind wie eine Mahlzeit. Für eine Mahlzeit nimmt man sich Zeit, um ein Mahl einzunehmen. Sagt ja schon der Name. „Zwischendurch" klemmt man sich etwas zwischen die Kiefer und denkt nicht weiter darüber nach. Über den Tag verteilt haben wir plötzlich 1000 Kalorien mehr beieinander. Und dann sagt man sich: Ja, Nichtrauchen macht dick. Das stimmt nicht. Essen macht dick!

Die beiden Stellschrauben für den Energiehaushalt

Kommen wir zu den zwei Stellschrauben, die jeder Mensch effektiv hat, um das Gewicht zu regulieren:

1. Kalorien sparen oder
2. Kalorien verbrennen.

Beim Raucher, der aufhört, müssen wir das Ganze etwas anders betrachten. Er kann sich als Nichtraucher ein paar Kalorien beim Essen sparen, die braucht er nicht mehr. Oder er verbrennt ein paar davon zusätzlich, weil er seine Ernährung mengenmäßig beibehalten will. Das ist es, was Sie wissen müssen. Sie können Kalorien sparen oder Kalorien zusätzlich verbrennen. Um wie viele Kalorien es hier geht, wissen Sie auch, etwa 150 pro Tag, aber lassen wir es ruhig 200 sein, das ändert nicht viel. Mehr ist es nicht! Denken Sie immer daran, dass es um eine Banane oder einen Müsliriegel geht. Sie können selbstverständlich auch in andere Einheiten umrechnen. 200 kcal entsprechen zum Beispiel einem Glas Wein, 40 Gramm Schokolade, einem Muffin oder 35 Gramm Kartoffelchips.

Energieerhaltung

Im Endeffekt kommt es darauf an, dass Sie nicht mehr an kcal aufnehmen als Sie nachher verbrennen, wenn Sie nicht zunehmen wollen. Die Experten sprechen von einer „ausgeglichenen Energiebilanz". Die kann man elegant erreichen, unter Berücksichtigung aller Feinheiten wie Insulinspiegel, Laktatwert und so weiter, aber auch einfach, indem man schlicht die kcal gegeneinander aufrechnet. Für den verschwindend kleinen Bereich, der uns hier betrifft, ist das ausreichend.

Dass wir uns gesund ernähren sollten mit ballaststoffreicher und kalorienarmer Kost (lieber mehr essen, dafür Sachen mit weniger Kalorien), Vitamine und Mineralien zu uns nehmen sollten, das dürfte klar sein. Darüber müssen wir gar keine Reden halten. Die praktischen Zahlen, die jetzt folgen, nehmen Sie bitte nicht ganz so exakt. Das sind Mittelwerte, die zur Orientierung dienen. Aus den Tipps können Sie sich selbst einen Plan zusammenstellen und zwar – ganz wichtig – *vor* dem Rauchstopp. Wenn Sie sich *vorher* einen Plan erstellen aus den Tipps, die wir Ihnen geben, geraten Sie nachher nicht unter Stress.

Wappnen Sie sich JETZT!

SGIB wappnet sich ...

Die Zahlen, die wir gleich präsentieren, haben wir verschiedenen Kalorienrechnern aus dem Internet entnommen. Es gibt etliche davon. Sehr differenzierte Berechnungen können Sie zum Beispiel auf www.fitrechner.de anstellen. Auch die Gesetzlichen Krankenkassen bieten eine Menge Informationen, zum Beispiel die AOK[10]. Wie gesagt, es gibt viele Informationsquellen. Wegen der bequemen Lesbarkeit haben wir meistens auf den Rechner bei www.novafeel.de zurückgegriffen.

---

10 www.aok.de/bundesweit/gesundheit/**kalorienrechner**-84725.php

Unsere Musterperson

Wir haben grundsätzlich bei unseren Beispielen einen mittleren Wert verwendet, damit die Tabellen übersichtlich bleiben. Die Musterperson, die wir angenommen haben, wiegt 75 Kilo. Wenn Sie 90 Kilo haben, können Sie auf den Wert in der Tabelle 20 % aufschlagen, wiegen Sie 60 Kilo, ziehen Sie 20 % ab. Das gilt natürlich nur für die Tabellen, in denen es um Aktivitäten zur Kalorienverbrennung geht.

Tipps, um mehr kcal zu verbrennen durch Aktivitäten

Kommen wir zu den Tipps, um Gewicht zu halten, wenn Sie Ihre Ernährung mengenmäßig beibehalten wollen. Die ersten sind ganz allgemein gehalten, nachher gibt es noch speziellere. Also, welche Möglichkeiten haben wir denn überhaupt, um mehr Aktivität zu entfalten? Hier sind ein paar Beispiele und die Menge an kcal, die unsere Musterperson ungefähr damit verbrennen würde. Vielleicht ist Ihr Hobby darunter:

Aktivitäten	
Art	kcal
15 Minuten Gartenarbeit	95
30 Minuten Spazierengehen	136
30 Minuten kochen	86
15 Minuten Holz hacken	174
15 Minuten Treppen steigen	129
4 Stockwerke Treppen steigen	15
45 Minuten leichte Gartenarbeit	192
45 Minuten Klavier spielen	135
60 Minuten Heimwerken	224
15 Minuten langsam schwimmen	144
60 Minuten zügig schwimmen	704
30 Minuten Walking	248
15 Minuten Joggen (1 km in 7 Min.)	153
30 Minuten leichte Gymnastik	112
30 Minuten Billard	96

Wenn Sie sich 14 Tage nach dem Rauchstopp jeden Tag etwas vornehmen, was etwa 200 kcal verbrennt und ja auch Spaß machen kann, ist doch alles in Ordnung. Wir betrachten das jetzt nacheinander aus verschiedenen Blickwinkeln. Denken Sie immer daran, dass es um höchstens 200 kcal pro Tag geht – lächerlich wenig. Die Hälfte ist schon geschafft, wenn Sie 20 Minuten spazieren gehen. Dann sind 100 kcal weg. Also könnten Sie doch einfach eine Dreiviertelstunde spazieren gehen. Das muss natürlich nicht jeden Tag sein, aber vielleicht als Einstieg. Kommen wir zum nächsten Blickwinkel: kalorienärmere Nahrungsmittel.

Tipps, um kcal zu sparen durch Nahrungswahl

Aus der folgenden Tabelle erkennen Sie sofort, wie einfach es ist, bei der Wahl der Nahrungsmittel Hunderte von kcal zu vermeiden. Es muss ja nicht unbedingt die Ente sein beim Chinesen um die Ecke. Wenn Sie sich für paniertes Hühnchen begeistern können, dann sind es schon über 100 kcal weniger. Gegenüber Hühnerbrust ohne Haut gebraten hat die Ente glatt doppelt so viel Kalorien. Muss man dabei auf viel Geschmack verzichten? Beides ist Geflügel und die Gewürze kommen ja auch noch dazu.

Kalorientabelle für 100 Gramm Fleisch	
Art	kcal
Ente, mit Haut, gebraten	337
Hähnchenflügel, mit Haut, gebraten	290
Schweineschnitzel, paniert	230
Hühnerfleisch, ohne Haut, paniert	219
Putenfleisch, mit Haut, gebraten	205
Rind, mager, gegart	193
Hühnerkeule, ohne Haut, gebraten	191
Straußenfleisch, gegrillt	175
Putenfleisch, ohne Haut, gebraten	170
Hühnerbrust, ohne Haut, gebraten	165

Kalorientabelle für 100 Gramm Teigwaren	
Art	kcal
Spaghetti	361
Dampfnudeln	212
Spätzle, gekocht	164
Bandnudeln, gekocht	142
Vollkornnudeln	129

Auch bei den Teigwaren können Sie kcal sparen. Die Angaben hier sind aus: www.kalorientabelle.net. Solche Nährwerttabellen finden Sie im Internet zuhauf. Wir wollten Ihnen hiermit nur Beispiele geben. Das müssen Sie nicht machen. Sie können auch bei Ente und Spaghetti bleiben und dafür entsprechend lange stramm spazieren gehen.

Unsere Tipps haben mit Diät halten überhaupt nichts zu tun, und das sollen sie auch nicht. Sie brauchen keine Diät! Bitte machen Sie auch keine, jedenfalls nicht in dem Moment, in dem Sie das Rauchen aufhören. Dadurch würde nur wieder eine Denkfalle entstehen: „Ich höre auf zu rauchen, also muss ich Diät halten". Das trifft einfach nicht zu! Wenn Sie wollen, können Sie später eine Diät machen.

Tipps, um 200 kcal zu verbrennen

Wechseln wir den Blickwinkel. Nehmen wir an, Ihr Standpunkt ist, dass Sie auf den Genuss beim Essen nirgendwo verzichten wollen. Welche Möglichkeiten gibt es, die plötzlich überzähligen 200 kcal wegzubekommen? Sport ist eine gute Möglichkeit, kcal los zu werden. Aber es gibt auch viele andere Wege. Sehen Sie die folgenden Vorschläge als Ideensammlung. Vielleicht ist etwas für Sie dabei.

Wie wäre es zum Beispiel mit Bügeln? An die Männer: Bügeln Sie Ihre Hemden einfach selbst! Ihre Frau bringt es Ihnen gerne bei. In 81 Minuten sind 200 kcal weg. Schon mit einer Stunde sind Sie am Ziel, wenn Sie Yoga machen. Noch schneller geht es beim Bowling, da brauchen Sie nur 51 Minuten. Wenn Sie putzen, Bogen schießen oder tanzen, brauchen Sie schon weniger als 45 Minuten. Gerade mal etwas mehr als eine halbe Stunde müssen Sie setzen, wenn Sie Tischtennis spielen, brustschwimmen, Gartenarbeit machen oder wilden Sex haben. Wenn Sie Golf spielen, Gymnastik machen oder Rad fahren, sind Sie schon in einer halben Stunde fertig. Richtig anstrengend wird es zwar bei Aerobic, beim Walking, Inline-Skating, beim klassischen Tanzen und beim Tennisspielen, aber all das macht richtig Spaß und verbrennt Ihnen 200 kcal schon deutlich unter 30 Minuten. Die schweißtreibendste Tätigkeit in dieser Liste ist Holz hacken. Vielleicht haben Sie ein Stück Wald oder einen Bekannten, der eines hat. Seien Sie dabei aber bitte vorsichtig. Beim Holzhacken ist schnell mal ein Finger weg und Ihr Ziel ist ja nicht „abnehmen", sondern „Energiehaushalt anpassen".

Zeitbedarf, um ca. 200 kcal zu verbrauchen	
Tätigkeit	**Minuten**
Bügeln	81
Yoga	57
Bowling	51
Putzen	41
Bogenschießen	40
Tanzen	39
Tischtennis	38
Brustschwimmen (langsam)	37
Sex, aktiv	33
Gartenarbeit	32
Golf spielen (ohne Caddy)	31
Gymnastik	29
Rad fahren (15 km/h)	27
Aerobic	25
Tennis	24
Walking	24
Inline-Skating	22
Tanzen, klassisch	22
Skilanglauf (langsam)	20
Holz hacken	18

Zeitbedarf, um ca. 200 kcal zu verbrauchen	
Tätigkeit	Minuten
Fußball spielen (Wettkampf)	18
Karate	19
Boxen (Übungen)	20
Freiübungen (Pushup, Situp ...)	23
Stall reinigen	23
Boxen (Sandsack)	31
Rasen mähen (Handmäher)	31
Hula Hoop	31
Rasen mähen (Motormäher)	37
Garten umgraben	37
Joggen auf Minitrampolin	41
Tai Chi	46
Staubsaugen	57
Hof kehren	57
Gewichtheben (leicht)	61
Fenster putzen	62
Auto waschen	62
Staub wischen	74
Kochen, stehend in Bewegung	74
Einkaufen	81

Wenn Sie wenig Zeit haben, ist eine schweißtreibende Sportart grundsätzlich eine gute Wahl, um kcal zu verbrennen. Fußball, Karate oder Boxen zum Beispiel. Ist Ihnen das zu heftig, können Sie auch Freiübungen machen, wie Liegestütz, Crunches, Situps und Ähnliches. Es wäre allerdings kein Wunder, wenn Sie auf Ihrer Personenwaage nach ein paar Tagen eine höhere Zahl vorfinden, *obwohl* Sie kcal verbrennen. Wenn Sie Fett in Muskeln umwandeln, dann werden Sie zunächst schwerer, weil Muskeln relativ schwerer sind als Fett. Sind Sie in der Landwirtschaft tätig, bringt auch das Stallausmisten den gewünschten Effekt. Haben Sie einen Rasen zu pflegen, mähen Sie ihn einfach öfter. Am besten mit einem Handmäher. Überhaupt sind Haus und Haushalt auch so eine Art Fitnessstudio, wenn alles zu jeder Zeit tiptop auf Vordermann sein soll. Auf dem Hof können Sie schon mal das Kehren anfangen. Sind Sie schneller als die 57 Minuten aus der Tabelle, machen Sie eben auf der Straße weiter. Der Bürgermeister wird das gerne sehen. Im Haus gibt es natürlich auch viel zu tun: Fenster putzen, Staub wischen und vieles mehr. Machen Sie es gewissenhaft und ein wenig öfter, dann verbrennen Sie haufenweise kcal. Die Zeit dazu haben Sie, denn Sie rauchen ja nicht mehr!

Das wären jetzt die Tipps, um 200 kcal zu verbrennen. Jetzt kommen wir zu den Tipps, um 200 kcal zu sparen.

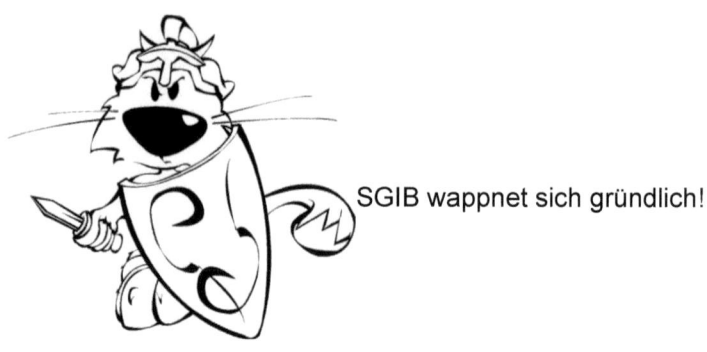

SGIB wappnet sich gründlich!

Tipps, um 200 kcal zu sparen

200 kcal können Sie ganz einfach sparen, indem Sie eine Position aus der folgenden Liste weglassen. Sie sehen, dass Knabbereien oder ein Bierchen zum Fernsehen wirklich problematisch sind. Auch, wenn Sie die Kaffeepause mit einem Croissant, einem Stück Plundergebäck oder gar einer Schwarzwälderkirschtorte abrunden, sollten Sie sich ein ausgleichendes Bewegungsprogramm überlegen. Wie gesagt, dazu haben Sie Zeit, weil Sie die Zeit nicht mehr für Zigaretten brauchen.

Nahrungs- / Genussmittel mit ca. 200 kcal	
Art	**Menge**
Croissant	1 Stück
Pralinen	4 Stück
Döner-Kebab	0,3 Portionen
Erdnüsse	30 Gramm
Schokoriegel	0,5 Stück
Kartoffelsalat mit Mayo	4 Esslöffel
Mayo oder Remoulade	1 Esslöffel
Plunder mit Marzipan	0,5 Stück
Schlagsahne	2 Esslöffel
Schwarzwälderkirschtorte	0,5 Stück
Bier / coffeinhaltige Limonade	0,5 Liter / 0,33 Liter

Bei den halben Stücken haben Sie die Möglichkeit, Freundschaften zu pflegen, indem Sie die überzähligen Teile verschenken.

Verlängern wir einfach die Liste noch ein wenig mit den 200 kcal:

Nahrungs- / Genussmittel mit ca. 200 kcal	
Art	Menge
Rotwein	1 Glas
Nussnougatcreme	4 Teelöffel
Salami	6 Scheiben
Kartoffelpuffer	2 Stück
Currywurst	Eine halbe Portion
Sahnesoße	4 Esslöffel
Kroketten	4 Stück
Kokosmakronen	2 Stück
Sekt	2 Gläser
Fischstäbchen	4 Stück
Kartoffelchips	20 Stück

Nussnougatcremes sind eine Kombination aus Zucker und Fett. Nehmen Sie lieber nicht zu viel davon. Bei Salami und Soßen können Sie problemlos die Menge reduzieren, ohne dass der Geschmack darunter leiden würde. Vorsicht ist geboten bei Geburtstagsfeiern, wenn der Jubilar ein Gläschen Sekt oder Wein ausgibt. Da haben Sie auch gleich ein paar Hundert Kalorien eingefangen.

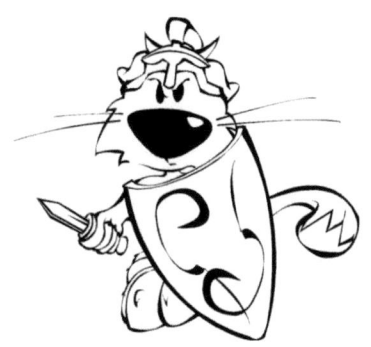

SGIB überlässt lieber nichts dem Zufall

Vielleicht finden Sie diese Listen inzwischen langweilig. Das nehmen wir in Kauf. Je öfter Sie ein Beispiel finden, das auf Sie bereits zutrifft, um so eher erkennen Sie, dass Sie Ihren Lebenswandel überhaupt nicht ändern brauchen.

Tipps, was Sie in 30 Minuten alles tun können

Weiter oben haben wir betrachtet, was Sie tun müssen, damit Sie 200 kcal verbrennen. Wechseln wir nochmal den Blickwinkel und schauen, wieviel kcal Sie bei welcher Tätigkeit verbrennen können, wenn Sie täglich eine halbe Stunde Zeit dafür vorsehen. Vergessen Sie nicht, dass Sie die Zeit HABEN, wenn Sie nicht mehr rauchen! Sie könnten zum Beispiel ...

Kalorienbedarf bei ca. 30 Minuten Tätigkeit	
Tätigkeit	kcal
Bügeln	74
Yoga	105
Bowling	116
Putzen	146
Bogenschießen	150
Tanzen	154
Tischtennis	156
Brustschwimmen (Langsam)	161
Sex, aktiv	180
Gartenarbeit	190
Golf spielen (ohne Caddy)	194
Gymnastik	202
Rad fahren (15 km/h)	226
Aerobic	238
Tennis	248
Walking	248
Inline-Skating	270
Tanzen, klassisch	274
Skilanglauf (langsam)	306
Holz hacken	348

Kalorienbedarf bei ca. 30 Minuten Tätigkeit	
Tätigkeit	kcal
Fußball spielen (Wettkampf)	324
Karate	324
Boxen (Übungen)	291
Freiübungen (Pushup, Situp ...)	259
Stall reinigen	259
Boxen (Sandsack)	194
Rasen mähen (Handmäher)	194
Hula Hoop	194
Rasen mähen (Motormäher)	178
Garten umgraben	162
Joggen auf Minitrampolin	145
Tai Chi	129
Hof kehren	106
Staubsaugen	105
Gewichtheben (leicht)	97
Fenster putzen	97
Auto waschen	97
Staub wischen	81
Kochen, stehend in Bewegung	81
Einkaufen	74

All das könnten Sie jeden Tag 30 Minuten lang tun und dabei bis zu 350 kcal verbrennen. Und wenn Sie nun die Ernährungstipps mit den Bewegungstipps kombinieren würden? Dann würde auf jeder Seite die Maßnahme noch geringer ausfallen und Sie hätten die maximal 200 kcal noch einfacher erledigt.

Noch ein paar allgemeine Tipps

Essen Sie langsam und essen Sie bewusst. Wir haben gehört, dass die Menschen in Japan ganz bewusst essen. Angeblich essen sie nicht, bis sie satt sind, sondern nur, bis sie keinen Hunger mehr haben. Das klingt interessant.

Essen Sie vor der Hauptspeise Salat und Gemüse.

Lassen Sie Süßes und Schokolade nicht in der Sichtweite liegen. Am besten kaufen Sie die nächste Zeit nichts Neues. Lassen Sie auf der Couch oder beim Fernsehen die Finger von Snacks.

Meiden Sie Limonaden aller Art. Am besten, Sie streichen sie ganz von der Einkaufsliste.

Lassen Sie Alkohol weg oder überlegen Sie sich zumindest gut, wann, wo und wieviel Sie trinken wollen. Alkohol ist eine Kalorienbombe sondergleichen. Außerdem enthemmt er und trübt die Wahrnehmung. Nach zwei Bier oder Gläsern Wein denken Sie vielleicht, dass eine Zigarette jetzt auch nicht schaden könnte – eine! Dabei gibt es nicht die eine, es gibt nur immer die erste ... von vielleicht Hunderttausend!

Trinken Sie viel über den Tag verteilt. Nehmen Sie eine Flasche Wasser überallhin mit – und schon haben Sie beim Tragen wiieder ein paar kcal verbrannt. Zuhause sollten die Getränke immer griffbereit sein. Greifen Sie bevorzugt zu Wasser, ungesüßten und alkoholfreien Getränken, ungesüßten Früchte- oder Kräutertees. Machen Sie Ihre Saftschorlen dünn!

+ + +   Erfahrungsbericht   + + +

Marion M.

Hallo Herr Senol, ja auch ich hab es geschafft, nach dem Seminar nun endlich Nichtraucherin zu werden. Es hat alles gestimmt! Den minimalen Impulsen zu rauchen nicht nachzugeben, ist wirklich kinderleicht, wenn man weiß, dass sie dann bald ganz verschwinden. Und so war es auch! Auch habe ich so gut wie keine Gewichtszunahme in dieser Zeit erfahren müssen [...]. Und Rauchen stinkt, das fällt einem aber erst später auf! Ich bin noch nicht ganz durch, meine Wohnung wieder clean zu bekommen. Ich empfehle das Seminar auch schon weiter, aber die meisten Bekannten werden von ganz alleine neugierig, da ich wesentlich entspannter bin als vorher. [...] ... ;-) . Viele Grüsse Marion M.

Machen Sie einen Plan und packen Sie es an!

Planen, planen, planen – und zwar vorher! Wir haben es schon ein paar Mal erwähnt, möchten aber noch einmal ganz besonders darauf hinweisen: PLANEN SIE! Machen Sie einen Zwei- bis Drei-Wochen-Plan. Besser einen Vier-Wochen-Plan. Und zwar schriftlich! Schriftlich ist verbindlich. Und machen Sie den Plan VOR dem Rauchstopp.

Noch wichtiger ist, dass Sie sich an Ihren Plan auch halten. Wenn Sie jahrelang nicht besonders aktiv waren, beginnen Sie langsam und genießen Sie Ihre Fitnessfortschritte. Wenn Sie sich tatsächlich Gedanken über eine Diät machen, dann machen Sie die doch vor dem Rauchstopp. Nicht mit dem Rauchstopp und nicht nach dem Rauchstopp. Sie können sich so eine Art Puffer schaffen. Wenn Sie danach zunehmen, also ein, zwei, drei Kilo, dann sind Sie wieder beim alten Gewicht.

Wenn Sie die Angst vor dem Zunehmen bisher davon abgehalten hat, das Rauchen aufzuhören, dann ist damit jetzt Schluss! Machen Sie einen Plan und legen Sie los!

So könnte der Plan zum Beispiel aussehen:

Wochenplan						
Mo	Di	Mi	Do	Fr	Sa	So
Essen wie gehabt	Essen wie gehabt, nur halbes Stück Torte	Essen wie gehabt	Essen wie gehabt, nur Gemüse Döner statt normal	Essen wie gehabt	Essen wie gehabt, nur Vollkorn-nudeln	Essen wie gehabt
Walking		Spazier-gang		Tanzen	Hausputz	Schwim-men gehen

Montag Walken und normal essen, Dienstag nur ein halbes Stück Torte zum Kaffee, Mittwoch einen ausgedehnten Spaziergang machen, Donnerstag mal einen Gemüse-Döner statt einen normalen essen, Freitag zum Tanzen gehen, Samstag vielleicht die Hausarbeit machen, putzen, Auto waschen, und statt der üblichen Nudeln Vollkornnudeln nehmen, am Sonntag schwimmen gehen und anschließend in die Sauna.

Auf diesem Plan sehen Sie, dass die Veränderung wirklich minimal ist. Die 150, maximal 200 kcal, um die es geht, rechtfertigen weder eine Sorge noch übertriebene Maßnahmen. Nur bewusst müssen Sie sich das machen. Auf lange Sicht können auch ein paar wenige kcal eine gewisse Wirkung entfalten. Stellen Sie sich nur vor, ein Segler berechnet seinen Kurs um ein Zehntelgrad falsch, wenn er los segelt, dann wird er an der Insel vorbeifahren. Der Plan muss auch nicht jede Woche gleich aussehen. Variieren Sie! Statt Tanzen können Sie bowlen gehen, statt Walken könnte Fitness darin stehen, Samstag könnte statt Hausarbeit auch Wandern stehen. Und so weiter und so fort. Sie wissen, was gemeint ist.

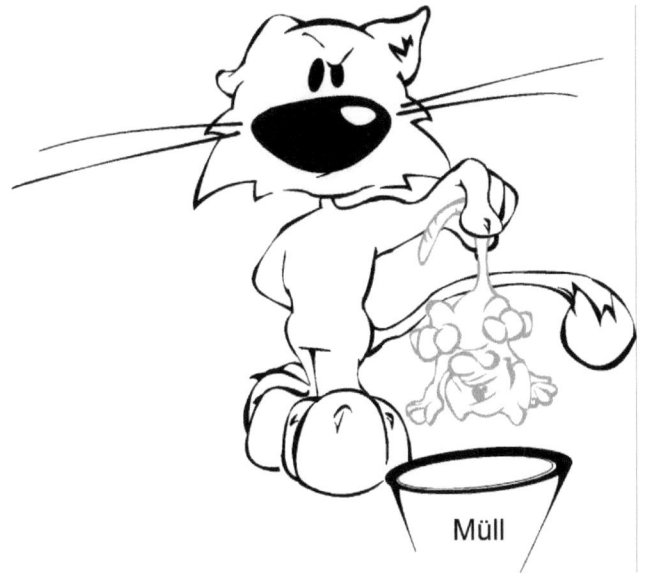

SGIB packt an!

+++   Erfahrungsbericht   +++

Werner H., 35 Jahre Raucher:

Ich habe Akupunktur und Akupressur versucht, um das Rauchen aufzuhören. Nie hätte ich geglaubt, dass es so einfach ist, wenn man die Raucherei nur richtig versteht! Der Seminarleiter, Herr Senol, moderierte in lockerer, unterhaltsamer Weise, sodass wir eine Menge Spaß und die meisten Teilnehmer auch Erfolg hatten. Ich hatte keinerlei Entzugserscheinungen oder sonstige Probleme, obwohl ich über 35 Jahre durchgehend geraucht habe – am Ende zwei große Schachteln am Tag!

Schlusswort der Autoren

Wenn Sie sich mit Ihrer Ernährung im Allgemeinen, dem Stoffwechsel, Ihrer Fitness, optimaler Ernährung für bestimmte Ziele und ähnlichen Fragen beschäftigen wollen, dann gibt es andere Bücher! Hier ging es ausschließlich um die minimale Umstellung, die Sie beachten müssen, wenn Sie absolut sicher sein wollen, dass Sie nach einem Rauchstopp kein Gewicht zulegen.

In einem Satz lautet unsere Botschaft: Eine Gewichtszunahme nach dem Rauchstopp ist ein Thema, aber mit den richtigen Informationen kein Problem! Falls Sie zunehmen, hat das Gründe, die mit Rauchen oder Nichtrauchen nichts zu tun haben, falls Sie abnehmen, ist es genauso.

Über die Zusammenhänge zwischen Kohlenmonoxid (CO), Pulsfrequenz, Kalorienverbrennung, Nikotin, Rauchen und Hunger wissen Sie aber jetzt alles, damit Sie die Angst vor dem Zunehmen beim Rauchenaufhören nicht mehr haben müssen. Dass Rauchen schlank macht, war eine Lüge von vornherein. Falls Sie noch Fragen zum Rauchen haben, empfehlen wir Ihnen unsere weiteren Medien.

Alles Gute wünschen Özgen Senol und Peter Bußjäger

... und SGIB

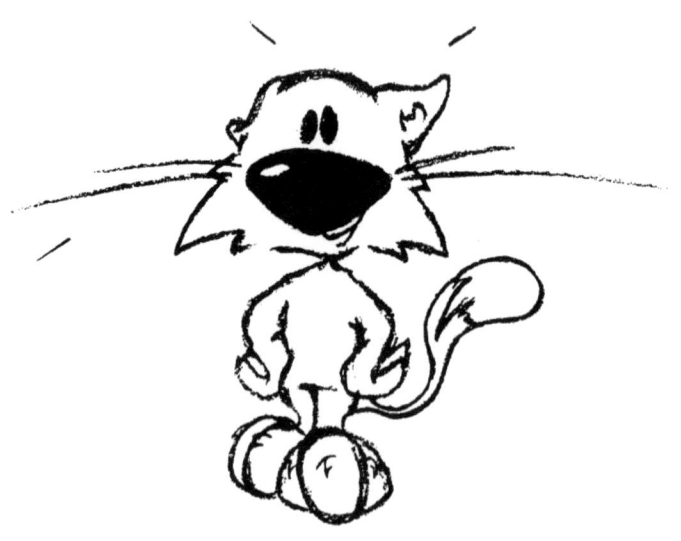

+ + +   Erfahrungsbericht   + + +

Christian B.

Hallo Herr Senol, ich habe letztes Jahr an ihrem Nichtraucherseminar teilgenommen. Ich möchte mich nun nach einem Jahr bei Ihnen bedanken. Ich bin Nichtraucher!! Es hat hervorragend geklappt. In den wenigen Situationen, in denen ich mich nach einer Zigarette gesehnt habe, haben mich andere Gedanken abgelenkt. Diese Situationen sind nach und nach immer weniger vorgekommen. Nun, da ich seit einem Jahr nicht mehr rauche, kann ich von mir selbst sagen, dass ich absolut gefestigter Nichtraucher bin. Nochmals vielen Dank für das Super Seminar. Gruss Christian B.

+++ **Erfahrungsbericht** +++

Lothar S., Personalleiter:

Das Seminar ´FUMITO – Aus mit Rauch´ empfehle ich uneingeschränkt weiter. Von der Vorgehensweise bin ich absolut überzeugt. Das Schönste für mich persönlich daran war die Befreiung von dem Zwang, immer wieder rauchen zu müssen. Ich denke kaum noch daran. Trotzdem bin ich kein militanter Nichtraucher geworden. Es stört mich nicht, wenn jemand raucht in meiner Nähe. Ach ja: das Geld ist ein netter Nebeneffekt! Aus Firmensicht kann ich sagen, dass wir das Seminar im Rahmen unserer betrieblichen Gesundheitsförderung gerne unterstützen. Im Sommer haben wir die vierte Auflage in unserem Hause.

Anhänge

Unsere weiteren Medien:

Die Website: **www.fumito.de**

Als Buch und e-book erhältlich:
Rauchen ist nur ein Irrtum; 2. Auflage, 2017
ISBN 9783743109148

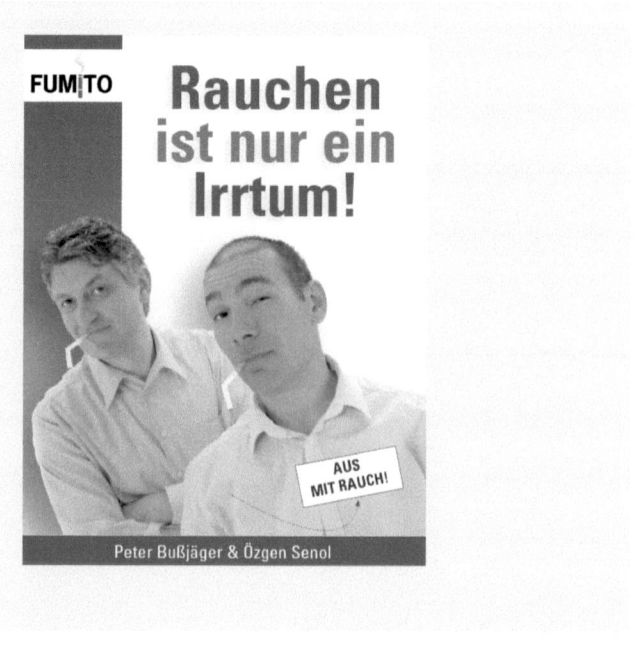

Seminar:

FUMITO – Aus mit Rauch!

Registriert in der Zentralen Datenbank Prävention, unterstützt von den gesetzlichen Krankenkassen.

Das Seminar ist ideal für den Einsatz im Rahmen betrieblicher Maßnahmen zur Gesundheitsförderung. Hier sind einige unserer Firmenpartner: Magnet-Schultz GmbH & Co. KG, Memmingen; Reinz-Dichtungs GmbH, Neu-Ulm; Kreissparkasse Augsburg; Seniorenheim der AWO, Königsbrunn; BHS tabletop AG, Selb; Kamag Transporttechnik GmbH, Ulm; Hahn & Kolb Werkzeuge GmbH, Ludwigsburg; Bosch Siemens Hausgeräte, Dillingen / Donau; Goldhofer AG, Memmingen; uvm

Für Entscheidungsträger in Unternehmen haben wir Informationen rund um den gesetzlich vorgeschriebenen Nichtraucherschutz aufbereitet in unserem

In eigener Sache

Kritik:

Wenn Ihnen das Buch gefallen hat, dann machen Sie uns eine Freude und schenken es weiter! Wenn es Ihnen nicht gefallen hat oder wenn Sie etwas für verbesserungswürdig halten, schreiben Sie uns bitte. Jede Kritik bringt uns weiter! Entweder per E-Mail an info@fumito.de oder an die SANITA Betriebs GmbH, PF 11 18 08, 86043 Augsburg.

Kooperationen:

Wir freuen uns über jede Kooperation. Wenn Sie in Ihrem Umfeld ein Live-Seminar organisieren wollen, dann nehmen Sie einfach Kontakt mit uns auf. Besonders würde uns freuen, wenn Unternehmer, Führungskräfte, Pfleger, Hebammen und Ärzte mit uns in Kontakt treten. Wir unterstützen Sie, wenn Sie Belegschaften rauchfreier, Ihre Patienten gesünder machen wollen.

Hinweise

Rechtliche Hinweise

Leider ist es in unseren Zeiten unumgänglich, in einem Buch rechtliche Aspekte zu erwähnen. Das finden wir nicht besonders elegant, aber es lässt sich leider nicht vermeiden.

Copyright

Das Werk einschließlich aller seiner Teile ist in vollem Umfang urheberrechtlich geschützt. Jede Verwertung ist ohne Zustimmung unzulässig. Das gilt insbesondere für Vervielfältigungen, Übersetzungen, Mikroverfilmungen und die Einspeicherung und Verarbeitung in elektronischen Systemen.

Abmahnung

Im Sinne der Schadenminimierungspflicht und der Vermeidung unnötiger Rechtsstreitigkeiten und den damit verbundenen Kosten bitten wir, uns im Vorfeld zu kontaktieren, wenn es um wettbewerbsrechtliche Probleme geht, ebenso bei evtl. Verletzungen von Rechten Dritter oder gesetzlicher Bestimmungen. Die Kosten einer evtl. anwaltlichen Abmahnung ohne vorhergehende Kontaktaufnahme mit uns werden im Rahmen einer Schadenminimierungspflicht als unbegründet abgewiesen!

Auf berechtigte Forderungen werden wir eingehen, ohne dass es einer Aufforderung durch einen Rechtsanwalt bedarf.

Haftungsausschluss

Die Leserin, der Leser ist für ihr Handeln ausschließlich selbst verantwortlich. Die Inhalte des Buches wurden von den Autoren nach bestem Wissen und Gewissen erstellt und mit größtmöglicher Sorgfalt erarbeitet. Jedoch können Fehler nicht gänzlich ausgeschlossen werden. Die Autoren übernehmen keinerlei Haftung für Schäden irgendwelcher Art, die direkt oder indirekt aus der Anwendung und/oder Verwendung der Inhalte aus diesem Buch entstehen. Die dargestellten Vorgehensweisen, Empfehlungen und Hinweise und die damit verbundenen Ergebnisse sind individuelle Einzelergebnisse. Es kann aus dem Inhalt nicht abgeleitet werden, dass jede/r Leser/in genau dieselben Ergebnisse erzielen wird. Dies ist von vielen Faktoren abhängig, auf welche die Autoren keinen Einfluss haben. Die erzielten Ergebnisse sind individuelle Ergebnisse und können nicht garantiert oder in Aussicht gestellt werden. Das Lesen des Buches wird mit Sicherheit keine Ergebnisse bringen. Die Autoren können für eventuelle Nachteile, Schäden, in welcher Hinsicht auch immer, die sich aus der Anwendung durch das Buch ergeben, keine Haftung übernehmen. Haftungsansprüche in welcher Art, Höhe und Form auch immer sind deshalb vollumfänglich ausgeschlossen. Die hier dargestellten Methoden, Ratschläge, Hinweise und Empfehlungen stellen keine medizinische Behandlung dar. Die Autoren übernehmen keine Gewähr für die Richtigkeit, Vollständigkeit und Aktualität der enthaltenen Informationen und Inhalte. Jegliche Haftung ist somit ausgeschlossen.

Sonstige Hinweise

Sollten Inhalte als kränkend oder beleidigend gegenüber Personen oder Institutionen erscheinen, so ist dies in keiner Weise gewollt und geschieht völlig unabsichtlich. Jede Bezugnahme auf Personen oder Unternehmen in diesem Buch geschieht aus Verständnis- oder Informationsgründen und ist darüber hinaus rein zufällig.

Hinweis zum Lesekomfort beim E-Book

Leerzeilen und Umbrüche entstehen u.U. aufgrund der unterschiedlich genutzten Geräte wie Tablett-PC, Smartphone, Tablet-PC, Kindle, iPad usw. Darauf hat der Autor keinen Einfluss.

Die Autoren

Özgen Senol und Peter Bußjäger ging es wie so vielen: Von den ersten Versuchszigaretten bis zum täglichen Konsum von 40 bis 60 Stück vergingen einige Jahre. Der Phase des gedankenlosen Rauchens folgte die Phase des Zweifels und der Versuche aufzuhören. Den Weg aus der Sucht fanden sie unabhängig voneinander. 2007 lernten sie sich als Nichtraucher kennen und erfanden gemeinsam die raucherfreundliche Ausstiegsmethode „FUMITO".

„FUMITO – Aus mit Rauch!" ist seitdem eins der erfolgreichsten Raucherseminare in Deutschland. Tausende von Rauchern sind damit Nichtraucher geworden – ohne Verzicht, ohne Zwang, ohne Sehnsucht nach Zigaretten.